Dagmar Kayser-Passmann · Matthias Knäble

Die Tierarztpraxis – Gründen mit Erfolg

Dagmar Kayser-Passmann ▪ Matthias Knäble

Die Tierarztpraxis – Gründen mit Erfolg

schlütersche

Bibliografische Information Der Deutschen Nationalbibliothek
Die Deutsche Nationalbibliothek verzeichnet diese Publikation in der Deutschen National-
bibliografie; detaillierte bibliografische Daten sind im Internet über http://dnb.ddb.de abrufbar.

ISBN 978-3-89993-663-6 (Print)
ISBN 978-3-8426-8360-0 (PDF)

Autoren
Dagmar Kayser-Passmann
Diplom-Finanzwirtin/Steuerberaterin
Passmann Treuhandgesellschaft mbH Steuerberatungsgesellschaft
59423 Unna

Matthias Knäble
Diplom-Jurist/Steuerberater
Knäble & Partner
32602 Vlotho

© 2011 Schlütersche Verlagsgesellschaft mbH & Co. KG,
Hans-Böckler-Allee 7, 30173 Hannover

Alle Rechte vorbehalten. Das Werk ist urheberrechtlich geschützt. Jede Verwertung außerhalb der gesetzlich geregelten Fälle muss vom Verlag schriftlich genehmigt werden.
Eine Markenbezeichnung kann warenzeichenrechtlich geschützt sein, ohne dass diese geson-
dert gekennzeichnet wurde. Die beschriebenen Eigenschaften und Wirkungsweisen der genann-
ten pharmakologischen Präparate basieren auf den Erfahrungen der Autoren, die größte Sorgfalt darauf verwendet haben, dass alle therapeutischen Angaben dem derzeitigen Wissens- und For-
schungsstand entsprechen. Darüber hinaus sind die den Produkten beigefügten Informationen in jedem Fall zu beachten.

Illustrationen:	Gerd Bauer, Nürnberg
Titelbild:	Kerker + Baum –Büro für Gestaltung GbR, Hannover
Satz:	PER Medien+Marketing GmbH, Braunschweig
Druck und Bindung:	Beltz Bad Langensalza GmbH, Bad Langensalza

INHALT

Glossar 9

Vorwort 13

1 Ist-Situation 15
    1.1   Tierärzteschaft 15
    1.2   Tierhalter 16

2 Vorüberlegungen und Analysen 17
    2.1   Selbstständig machen: ja oder nein? 18
    2.1.1 Passt die Selbstständigkeit zu meinem Typ? 18
    2.1.2 Was sind meine persönlichen Ziele? 18
    2.1.3 Gibt es Hinderungsgründe? 20
    2.2   Woran Gründer am häufigsten scheitern 20
    2.2.1 Finanzierungsmängel 20
    2.2.2 Informationsdefizite 21
    2.2.3 Qualifikationsmängel 21
    2.2.4 Planungsfehler 21
    2.2.5 Familiäre Probleme 21
    2.2.6 Überschätzung der Betriebsleistung 22
    2.2.7 Äußere Einflüsse 22
    2.3   Fehler vermeiden mit dem richtigen Beraterteam 22
    2.4   Formen tierärztlicher Berufsausübung 24
    2.4.1 Allein oder gemeinsam gründen? 24
    2.4.2 Neugründung, Praxiskauf oder Anteilskauf? 25

3 Formen tierärztlicher Berufsausübung 27
    3.1   Organisationsformen tierärztlicher Berufsausübung 27
    3.1.1 Einzelpraxis 27
    3.1.2 Gemeinschaftspraxis (Berufsausübungsgemeinschaft) 29
    3.1.3 Gruppenpraxis 29
    3.1.4 Tierärztliche Klinik 30
    3.1.5 Franchise-Systeme 30
    3.2   Rechtsformen tierärztlicher Berufsausübung 31
    3.2.1 Gesellschaften bürgerlichen Rechts, Partnerschaftsgesellschaft 31
    3.2.2 Gesellschaft mit beschränkter Haftung (GmbH) 32
    3.2.3 Unternehmergesellschaft 33
    3.2.4 Limited 34

4 Standortanalyse: Wo lasse ich mich nieder? ... 35
- 4.1 Konsumpotenzial ... 36
- 4.2 Patientenpotenzial ... 37
- 4.3 Mitbewerber (Konkurrenzanalyse) ... 38
- 4.4 Immobilie ... 40
- 4.5 Besonderheiten verschiedener Praxistypen ... 41
- 4.5.1 Nutztierpraxis ... 41
- 4.5.2 Pferdefahrpraxis ... 42
- 4.5.3 Pferdepraxis ... 42
- 4.5.4 Mobile Kleintierpraxis ... 42
- 4.5.5 Überweisungspraxen, Kliniken ... 42

5 Detailplanung und Businessplan ... 43
- 5.1 Gliederung des Businessplans ... 44
- 5.2 Detailplanung Ihrer Praxis ... 45
- 5.2.1 Raumplanung ... 45
- 5.2.2 Investitionsplanung ... 47
- 5.2.3 Praxisplanung ... 49
- 5.2.4 Marketingplanung ... 52
- 5.2.5 Privatbedarfsplanung ... 52

6 Finanzierung ... 53
- 6.1 Darlehensformen ... 54
- 6.2 Öffentliche Mittel ... 55
- 6.3 Kauf, Miete, Leasing ... 56
- 6.4 Lieferantenkredite ... 57
- 6.5 Debitorenmanagement ... 58
- 6.5.1 Factoring ... 59
- 6.5.2 Verrechnung (unechtes Factoring) ... 59
- 6.6 Einfluss der Finanzierungsart auf Ihr Rating ... 60

7 Praxisübernahme oder Anteilskauf ... 61
- 7.1 Was ist die Praxis oder der Anteil wert? ... 61
- 7.1.1 Objektiver Praxiswert ... 61
- 7.1.2 Subjektiver Praxiswert ... 62
- 7.1.3 Ist der Wert existenzsichernd? ... 62
- 7.2 Besonderheiten bei einer Betriebsübernahme ... 64
- 7.3 Besonderheiten beim Anteilskauf ... 65
- 7.3.1 Anteilsübernahme oder Neuanteil ... 65
- 7.3.2 Praxisräume ... 66

8 Verträge ... 67
- 8.1 Mietvertrag ... 68
- 8.1.1 Umnutzung ... 68
- 8.1.2 Finanzierungsvorbehalt ... 69
- 8.2 Arbeitsverträge ... 69
- 8.3 Gesellschaftsverträge ... 70
- 8.4 Vorbehalte ... 71

9 Der Gang zu den Behörden ... 72
- 9.1 Standesrecht ... 72
- 9.2 Berufsrecht ... 73
- 9.3 Verwaltungsrecht ... 73
- 9.4 Arbeitsrecht ... 73

10 Versicherungsrecht: Was ist wenn? ... 74
- 10.1 Pflichtversicherungen ... 74
- 10.2 Freiwillige Versicherungen ... 75
- 10.2.1 Personenversicherungen ... 75
- 10.2.2 Sachversicherungen ... 76

11 Steuern ... 78
- 11.1 Einkommen- bzw. Körperschaftsteuer ... 78
- 11.2 Umsatzsteuer ... 79
- 11.3 Gewerbesteuer ... 80
- 11.4 Lohnsteuer ... 81
- 11.5 Achtung Falle! ... 81

12 Ihre Praxis: ein Geheimtipp? Marketing und Werbung ... 84
- 12.1 Definition Marketing ... 84
- 12.2 Gesetzliche Rahmenbedingungen ... 86
- 12.2.1 Berufsrecht ... 86
- 12.2.2 Wettbewerbsrecht ... 86
- 12.2.3 Heilmittelwerbegesetz ... 87
- 12.3 Marketinginstrumente für Tierärzte ... 88
- 12.3.1 Außenwerbung ... 88
- 12.3.2 Eröffnungsfeier ... 89
- 12.3.3 Praxisflyer ... 89
- 12.3.4 Internetseite ... 90
- 12.3.5 Aktionen in der Kundschaft ... 90
- 12.3.6 Praxisfahrzeug ... 90
- 12.3.7 Sonstige Aktivitäten ... 90

13 Tipps und Tricks ... 92
- 13.1 Schufa-Auskunft einholen ... 92
- 13.2 Eigenen Namen googeln ... 92
- 13.3 Arzneimittel mit Valuta bestellen ... 93
- 13.4 Gründerkonditionen aushandeln ... 93
- 13.5 Keine Rabatte einkaufen ... 94
- 13.6 Angebote einholen und Preise vergleichen ... 94
- 13.7 Mitarbeiter in Entscheidungen einbeziehen ... 94
- 13.8 Woher bekomme ich die ganzen Zahlen? ... 95
- 13.9 Wer macht was bis wann? ... 96

14 Die laufende Praxis: erster Ausblick ... 97

Anhang
Anlagen ... 99
Index ... 125

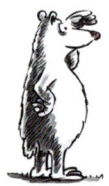

Ziel nicht aus den Augen verlieren!
Hier sollten Sie immer auch an Ihre allgemeine Lebensplanung denken.
Das ist wichtig für Ihre „maßgeschneiderte" Existenzgründung.

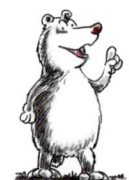

Aufgepasst! Diese Ratschläge sollten Sie nicht übersehen.

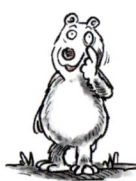

Holzauge sei wachsam! Ein guter Tipp für Ausgeschlafene.

GLOSSAR

Adenauerkreuz	Bundeskanzler Adenauer hat zur Entscheidungsfindung die Vor- und Nachteile abgewogen und dann entschieden. Er hat dazu ein Kreuz aufgezeichnet und die beiden Spalten überschrieben: »Was spricht dafür« »Was spricht dagegen«.
Agio	Aufgeld; als Bearbeitungsgebühr einer Bank wird dieser Betrag auf die beantragte Darlehnssumme aufgeschlagen (eher selten anzutreffen) oder Aufschlag auf den Nennwert von z. B. Wertpapieren.
Alleinvertretungsberechtigt	Der Alleinvertretungsberechtigte kann in den vertraglich festegelegten Grenzen Anschaffungen tätigen, Darlehen aufnehmen, Verträge schließen etc.
Anlagegut	Siehe Anlagevermögen.
Anlagevermögen	Wirtschaftsgüter, die in einer Praxis langfristig eingesetzt werden sollen.
Benchmark	Vergleichende Analyse mit Werten aus anderen Praxen.
Bonität	Kreditwürdigkeit.
Buchführungspflicht	Buchführungspflicht bedeutet die Erfüllung spezieller Dokumentations- und Aufzeichnungspflichten. Grundsätzlich sind Freiberufler nicht buchführungspflichtig, sondern nur Gewerbebetriebe.
Corporate Design (CD)	Einheitliches und unverwechselbares Erscheinungsbild einer Praxis (Logo, Formulare, Praxisauto und -räume); Teil der Corporate Identity.
Corporate Identity (CI)	Identität der Praxis im Außenauftritt, in der Praxisführung, der Kommunikation, der Positionierung am Markt. Das CI ist Bestandteil einer strategischen Planung und ein wesentlicher Erfolgsfaktor.
Debitorenmanagement	Bearbeitung von und Umgang mit Forderungen.
Damnum	Der Oberbegriff für Agio und Disagio.

Disagio	Abgeld; als Bearbeitungsgebühr einer Bank die Differenz zwischen dem aufgenommenen Darlehensbetrag und der tatsächlichen Auszahlungssumme oder Abschlag vom Nennwert eines Wertpapiers.
Finanzierungsleasing	Ein Leasinggeber räumt dem Leasingnehmer für eine fest vereinbarte Grundmietzeit die Nutzung des Leasinggegenstandes gegen Entgelt ein. Häufig wird nach einer bestimmten Laufzeit ein Recht auf Austausch gegen ein Neugerät bei gleichzeitiger Verlängerung der Grundmietzeit ermöglicht.
Freiberufler	Der Tierarzt ist explizit im § 18 Einkommensteuergesetz als Freiberufler genannt.
Gewerbetreibender	Alle nicht durch § 18 Einkommensteuergesetz erfassten Berufe sind Land- oder Forstwirte oder Gewerbetreibende. Der Tierarzt ist mit dem Betrieb seiner Apotheke und dem Verkauf von Shopartikeln Gewerbetreibender.
Infektions- und Abfärbetheorie	Wenige gewerbliche Einkünfte (z. B. Verkauf von Medikamenten) können die freiberuflichen Einkünfte (tierärztliche Leistungen) bei einer Personengesellschaft »infizieren«, mit dem Ergebnis, dass alle Einkünfte der Gewerbesteuer unterliegen.
Juristische Person	Gegenteil von natürlicher Person, eigenständiges Rechtssubjekt, das Träger von Rechten und Pflichten sein kann. Es gibt juristische Personen des öffentlichen Rechts (Körperschaften wie Bund, Länder oder Gemeinden) und juristische Personen des Privatrechts (z. B. GmbH, AG, Genossenschaften).
Kaufmann	Inhaber bzw. Betreiber eines Handelsgewerbes.
Kreditlinie	Höchstgrenze des Kreditspielraumes, den die Bank einräumt.
Liquiditätsvorschau	Übersicht über die liquiden Mittel, die künftigen Geldzu- und -abflüsse; nicht mit dem handelsrechtlichen/steuerlichen Gewinn gleichzusetzen.
Operating-Leasing	Wie Finanzierungsleasing, allerdings ist der Leasingvertrag jederzeit kündbar.
Rating	Bewertung eines Unternehmens/einer Praxis nach einem Schulnotensystem; schätzt die Kreditwürdigkeit ein.

Rentabiltätsvorschau	Vorschau über die zu erwartenden Praxiseinnahmen und Praxisausgaben.
Spezialleasing	Der Leasinggegenstand wird speziell auf die Bedürfnisse des Leasingnehmers angepasst und kann nur von ihm sinnvoll genutzt werden. Steuerlich ist der Gegenstand dem Leasingnehmer zuzurechnen und von ihm zu aktivieren.
Thesaurierung	Gewinne werden nicht ausgeschüttet, sondern im Unternehmen angesammelt.
Umlaufvermögen	Im Gegensatz zum Anlagevermögen nicht zum längerfristigen Verbleib in der Praxis bestimmt, sondern dazu, der Praxis zu dienen (z. B. Medikamente, Futtermittel).
Umsatzsteuer	Verkehrssteuer, die auf bestimmte Lieferungen und Leistungen vom leistenden Unternehmer zu berechnen ist und vom Leistungsempfänger zu tragen ist. Beim Tierarzt fallen sowohl der volle (für Behandlungen und Medikamente) als auch der ermäßigte (für Futtermittel) Umsatzsteuersatz an. Weitere Details und Ausnahmen regelt das Umsatzsteuergesetz.
Valuta	Wertstellung; Zeitpunkt, zu dem eine Rechnung gezahlt werden muss.
Verlorener Zuschuss	Eine Subvention, die nicht zurückgezahlt werden muss.
Verbindlichkeiten	Schulden, Begriff des Handels- bzw. Steuerrechts.
Vollamortisationsleasing	Alle Leasingraten zusammengenommen decken sowohl den kompletten Kaufpreis des Gegenstandes als auch die Finanzierungskosten.
Vorbehalt der Finanzierung (VdF)	Klausel in einer Vereinbarung, einem Vertrag; VdF bedeutet, dass Wirksamkeit erst eintritt, wenn z. B. das beantragte Darlehen gewährt wurde.
Vorsteuer	Ist die Umsatzsteuer, die beim Kauf von Material o. Ä. in Rechnung gestellt wird. Wenn die erhaltene Leistung für die Praxis erbracht wurde, kann diese Umsatzsteuer als Vorsteuer beim Finanzamt zurückgefordert werden.
Wertsicherungsklausel	Vertragliche Vereinbarung, die die Preisentwicklung bei z. B. Miet- oder Pachtverträgen berücksichtigt.

Wettbewerbsklausel	Bedingung in einem Arbeits- oder Gesellschaftsvertrag, während oder nach Beendigung der Tätigkeit oder Ausscheiden aus der Gesellschaft für einen bestimmten Zeitraum nicht für einen Konkurrenten oder in einem bestimmten Umkreis tätig zu werden.
Wirtschaftsgut	Handelsrechtlich auch Vermögensgegenstand genannt; ein Wirtschaftsgut ist ein durch »Ausgaben geschaffener Nutzungsvorrat« (z. B. PKW gegen Geld).

VORWORT

Im Zeitalter von Books on Demand, Internet und Wikipedia haben wir uns entschieden, ein Buch zum Thema »Praxisgründung für Tierärzte« aufzulegen.

Warum ein weiteres Kompendium? Der Markt wird doch mit Informationsangeboten überschwemmt!

Stimmt: Aber die Wahl der richtigen Angebote fällt dem Laien damit zunehmend schwerer. Jeder Tierarzt hat sein »Handwerk« gelernt, und er hat es gut gelernt. Die Standardlaufbahn besteht aus einem ambitionierten Studienprogramm mit langen Praktikumsphasen, stetiger Fortbildung und einem hohen Anspruch an das eigene Können.

Aber auch das beste Studium an der renommiertesten Universität kennt – noch – keine betriebswirtschaftlichen Semester zum Thema Selbstständigkeit, Praxisgründung, Praxisführung, Praxiskauf oder -abgabe.

Als Kind wiesen Ihnen in aller Regel Ihre Eltern den Weg, zeigten die richtige Richtung auf, gaben Entscheidungshilfen und warnten vor Gefahren. Sie profitierten von einem reichen Erfahrungsschatz. Aber genau diese Hilfe vermisst der ambitionierte Tierarzt, der sich den Traum von einer eigenen Praxis erfüllen möchte, damit vor einem Berg von Fragen steht und daran verzweifelt.

Es gibt eine Reihe von Werken am Markt, die hilfreich sein können. Einige Arbeiten sind sicher durch den Wandel der Zeit überholt. Andere Autoren legen sehr viel Wert auf Ausführlichkeit oder hohen betriebswirtschaftlichen Tiefgang. Und nicht wenige Werke sind auf ein breites Gründerpublikum ausgerichtet, ohne speziell an den Tierarzt adressiert zu sein.

Der Anspruch dieses Buches ist:
- Alternativen aufzuzeigen und damit eine echte Entscheidungshilfe zu sein,
- die nächsten Schritte aufzuzeigen,
- ein Gefühl für die eigenen Zahlen zu entwickeln,
- und alles für eine Gründung notwendige Wissen in kurzen, leicht verständlichen Appetithäppchen aufzunehmen.

Bei unseren Ausführungen haben wir auf die geschlechtsspezifischen Nennungen verzichtet. Wir empfanden es als störend und hoffen trotzdem, dass sich jeder angesprochen fühlt.

Die mitgelieferte CD-ROM enthält zahlreiche Musterdokumente und Kalkulationsmasken als Word- oder Excel-Dateien. Im Anhang des Buches sind alle Dokumente als Screenshot abgebildet.

Wir wünschen bei der Lektüre viel Spaß und viel Erfolg beim Schritt in das Abenteuer Selbstständigkeit.

Unna und Vlotho, im August 2011   Dagmar Kayser-Passmann
                                                        Matthias Knäble

1 IST-SITUATION

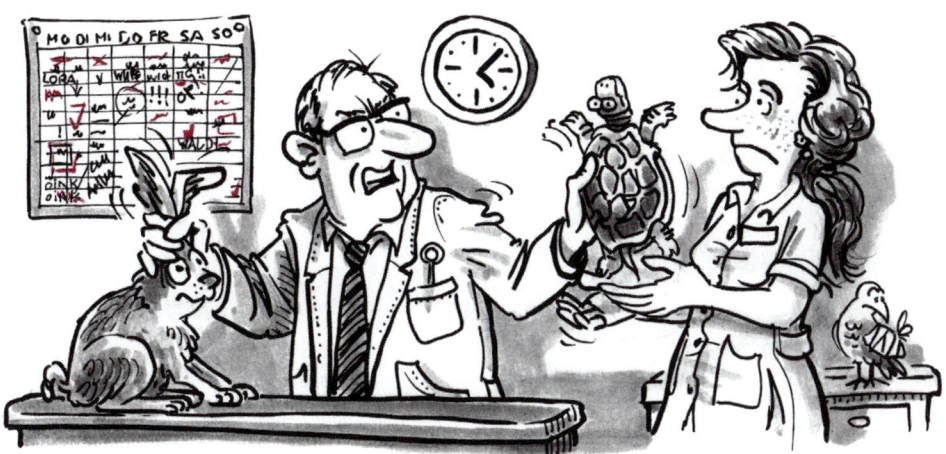

Sie möchten Ihre derzeitige Berufssituation ändern? Nur wer den Markt kennt, kann sich erfolgreich entwickeln und dauerhaft darin behaupten. Deshalb sollte es für Sie als potenziellen Neugründer selbstverständlich sein, sich mit den aktuellen Gegebenheiten zu beschäftigen. Dazu gehören Informationen über die Anzahl der niedergelassenen Tierärzte, Markttrends, das Anforderungsverhalten der Tierhalter, medizinische Entwicklungen etc. Eine intensive Recherche zeigt Ihnen die Konkurrenzsituation und das vorhandene Patientenpotenzial auf. Nur so finden Sie in dem immer enger werdenden Markt Ihre Nische.

1.1 Tierärzteschaft

Wer Informationen und aktuelle Zahlen zur Tierärzteschaft in der Bundesrepublik Deutschland sucht, ist auf der Internetseite der Bundestierärztekammer richtig. Dort werden jährlich aktuelle Statistiken veröffentlicht (Liste nützlicher Links siehe Anl. 1.1).

Sie können dort die Anzahl der Einzel-, Gemeinschafts- und Gruppenpraxen in Gesamtdeutschland oder einzelnen Bundesländern recherchieren und die Zahl der Kollegen unterschieden nach Geschlecht, Anstellungs- oder Beamtenverhältnis, Tätigkeit an Hochschulen oder in der Verwaltung, an Universitäten oder im Ausland.

Aus den Statistiken der letzten Jahre ist ein gewisser Trend erkennbar:
- Die Zahl der Praxisgründungen pro Jahr steigt stetig.
- Neugründer entscheiden sich in aller Regel für die Einzelpraxis.

- Der Anteil weiblicher Tierärzte nimmt stetig zu und liegt aktuell bei etwas über 42 %.
- Von 100 % der Tierarztpraxen entfallen
  - 75,1 % auf die typische Einzelpraxis,
  - 21,6 % auf die Gemeinschaftspraxis und
  - 3,2 % auf die Gruppenpraxis.
- Von allen Praxen werden ca. 2,9 % als Tierärztliche Klinik geführt.
- Die Zahl der Tierärzte im öffentlichen Veterinärwesen, der Industrie, den Bildungsstätten etc. nimmt kontinuierlich ab.
- Der Anteil weiblicher Studenten steigt jährlich an. Lag er im Wintersemester 1993/1994 noch bei 79,5 % beträgt er aktuell bereits 85,4 %.

Auch wenn die Trends auf den ersten Blick entmutigend wirken, so ist es doch Fakt, dass überall in Deutschland immer noch »weiße Flecken« bezogen auf Tierarztdichte und Leistungsspektrum zu finden sind. Und genau diese gilt es herauszufinden.

1.2   Tierhalter

Auch das Anspruchsverhalten der Tierhalter hat sich verändert. Im Kleintiersektor erwarten die Besitzer durch eine starke Emotionalisierung der Mensch-Tier-Beziehung – Haustiere sind oft Ersatz für Kinder oder Geschwister – einen annähernd humanmedizinischen Betreuungsstandard. Sie sind in aller Regel gewillt, mehr Geld für Diagnostik und Therapie auszugeben als noch vor ein paar Jahren.

Bei der Betreuung von Rinder- und Schweinebeständen haben viele Landwirte – unterstützt durch das wache Auge des Verbrauchers – ein im Vergleich zur Viehhaltung vergangener Jahre und Jahrzehnte stärkeres Interesse an regelmäßiger Beratung und Betreuung. Optimale Jahresergebnisse bei Zucht- und Jahresmilchleistung sind eben nur unter optimalen Haltungsbedingungen zu erreichen.

In der Pferdezucht und -haltung sorgen modernste Techniken wie mobile Röntgen- und Ultraschallgeräte sowie minimalinvasive oder laserunterstützte Operationstechniken für schnelle Diagnostik und ein hohes Leistungsniveau und werden so den gestiegenen Anforderungen der Besitzer gerecht.

Gleichzeitig ist der Tierhalter im Zeitalter von Internet und Wikipedia gut aufgeklärt und glänzt nicht selten bei besonderen Krankheitsbildern mit seinem Wissensvorsprung vor dem herbeigerufenen Tierarzt oder äußert gleich erste Therapievorschläge.

An diese veränderten Situationen kann und muss sich der Tierarzt anpassen, will er sein Unternehmen zum Erfolg führen und vor dem Tierhalter bestehen.

2 VORÜBERLEGUNGEN UND ANALYSEN

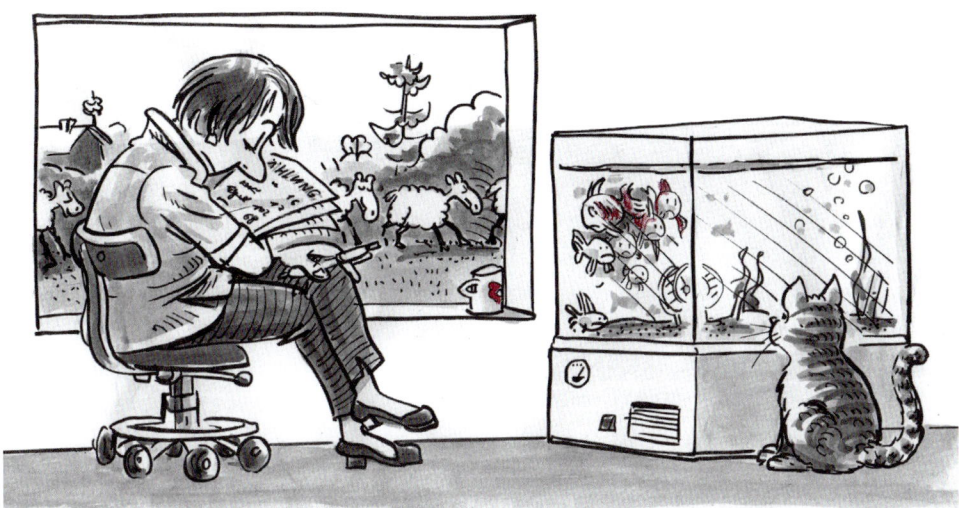

Wenn Sie sich über den Schritt in die Selbstständigkeit Gedanken machen, müssen Sie eine Vielzahl von Einzelüberlegungen anstellen und Entscheidungen fällen. Angefangen mit der selbstkritischen Einschätzung, ob Sie überhaupt ein Unternehmertyp sind, über die Entscheidung zum Kauf einer Praxis oder zur Neugründung auf der grünen Wiese und die Frage, ob Sie allein oder gleich mit einem Kollegen beginnen, bis hin zur Wahl der Rechtsform, des Standortes, des Angebotsspektrums usw.

Doch lassen Sie sich nicht entmutigen: Es werden nicht alle Entscheidungen zeitgleich fallen müssen bzw. können. Es drängt Sie niemand oder zwingt Ihnen einen Zeitplan auf. Sie sind Herr/Frau des Geschehens, Sie bestimmen das Tempo und die weiteren Rahmenbedingungen.

Lassen Sie sich also Zeit. Die Entscheidungen sind zu wichtig, als dass sie unter Druck getroffen werden sollten.

2.1 Selbstständig machen: ja oder nein?

2.1.1 Passt die Selbstständigkeit zu meinem Typ?

Zunächst nehmen Sie eine Selbsteinschätzung vor: Sind Sie Vormacher, Nachmacher oder Mitläufer? Diese Selbstbewertung fällt naturgemäß nicht leicht, daher sollten Sie Hilfe durch Partner, Freunde oder externe Experten in Anspruch nehmen.

Den idealen Selbstständigen gibt es nur in der Theorie!

Eine Tiermedizinische Fachangestellte wird einen idealen Chef anders beschreiben als ein Betriebswirt oder der Patientenbesitzer. Allen gemein ist sicherlich die Einschätzung, dass der Selbstständige Verantwortung und Aktivität außerhalb seiner eigentlichen Profession, der tierärztlichen Betätigung, zeigen sollte. Auch ein Quäntchen Risikobereitschaft kann nicht schaden sowie – neben der Liebe zum Tier – die Liebe zu Menschen. Und: »verkäuferisches Talent« ist ebenso wichtig wie die fachliche Qualifikation! Ein Topspezialist, der diese Eigenschaften nicht hat, ist in der Selbstständigkeit meist nicht gut aufgehoben. Er ist deshalb kein schlechterer Mensch, sollte aber einen anderen Weg gehen, der zu ihm und seinen Neigungen passt!

Möchten Sie Ihr Berufsleben alleine gestalten oder ziehen Sie es vor, mit Anderen zusammenzuarbeiten? Die Selbstständigkeit kann allein oder mit anderen Tierärzten zusammen begründet werden. Möchten Sie nicht alles allein entscheiden, bedeutet das also nicht, dass eine Selbstständigkeit auszuschließen ist. Fühlen Sie sich allerdings in Ihrem Assistentenstatus wohl und genießen es, sich nur auf die tierärztliche Tätigkeit zu fokussieren, muss auch eine Entscheidung gegen die Selbstständigkeit getroffen werden. Schließlich ist der erfolgreiche Abschluss des veterinärmedizinischen Studiums keine Verpflichtung zum Unternehmertum.

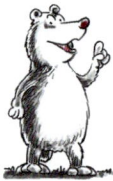

Prüfen Sie ehrlich:

Sind Sie bereit, Risiko, Verantwortung und Eigeninitiative aufzubringen und sich zu „verkaufen"? Wenn die Selbstständigkeit nicht zu Ihnen und Ihren Lebenszielen passt, klammern Sie sich nicht an irgendeinen Strohhalm. Legen Sie dieses Buch zur Seite oder verschenken Sie es!

2.1.2 Was sind meine persönlichen Ziele?

Den Schritt in die Selbstständigkeit wagen Sie als Tierarzt in der Regel nur einmal. Deshalb sollten Sie sich diese Entscheidung reiflich überlegen und sich dafür ausreichend Zeit lassen. Wie sind Ihre Ziele? Was wollen Sie bis wann erreicht haben? Wie soll die selbstständige Zukunft überhaupt ausgestaltet werden? Planen Sie Familie, Kinder, ein Eigenheim? Was ist Ihnen sonst noch wichtig?

Sind diese Kriterien einmal festgelegt, sollten sie von Beginn der Gründung an nie aus den Augen verloren werden. Sie sind aber trotzdem nicht statisch, sondern können und sollen in späteren Jahren an die jeweilige Lebenssituation angepasst werden. Ihre Ziele begleiten Sie bei Ihren künftigen Entscheidungen und bieten die notwendige Orientierung. Eine Entscheidungshilfe bietet Ihnen das SMART-Modell (Anl. 2.1).

Die wichtigsten Kriterien, die Sie zu Beginn festlegen müssen, sind:
- Zeitaufwand für
  - Praxis
  - Unternehmeraufgaben
  - Fortbildung
  - usw.
- Geld
  - private und betriebliche Erfolgsplanung
- weitere Rahmenbedingungen, z. B. Unterstützung durch
  - Partner
  - Familie
  - Kollegen

Diese Kriterien schließen sich zwar nicht gegenseitig aus, aber man erkennt schnell, dass nicht alles in Idealform erreichbar ist. Es ist notwendig, dass Sie Prioritäten festlegen und den Faktor Zeit fixieren (z. B. 50 Wochenstunden für die Praxis). In einem zweiten Schritt gewichten Sie die Kriterien. Anschließend sind Ihre eigenen Entscheidungen mit Ihrem familiären Umfeld abzuklären.

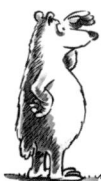

Wichtig:
Ziele nicht aus den Augen verlieren!

In der Euphorie der Existenzgründung werden zuweilen einige Ziele vollständig vergessen. So wird das Konzept einer florierenden Praxis entwickelt, das allerdings nur mit einem persönlichen Einsatz von mindestens 70 Wochenstunden funktioniert. Bei den Zielen waren aber ursprünglich in Absprache mit der Familie 30 Wochenstunden geplant.

2.1.3 Gibt es Hinderungsgründe?

Neben subjektiven Merkmalen können durchaus objektive Kriterien eine Gründung erschweren oder – zumindest zum jetzigen Zeitpunkt – verhindern, z. B.:
- Haben Sie erhebliche Schulden oder andere finanzielle Verpflichtungen, die Sie nicht vollständig oder gar nicht erfüllen können?
- Gibt es vollstreckbare Titel gegen Sie?
- Oder spielt Ihre Gesundheit nicht mit?

Wenn Sie ein- oder mehrmals mit ja antworten müssen, sind zunächst diese Stolpersteine aus dem Weg zu räumen.

2.2 Woran Gründer am häufigsten scheitern

Leider erwirtschaftet nicht jede Praxis das gewünschte Ergebnis. Aus Gewinn wird Verlust, die Schließung unvermeidbar. Soll die eigene Praxis dieses Schicksal nicht erleiden, ist schon in der Planungsphase eine Beschäftigung mit den Gründen des Scheiterns hilfreich (Anl. 2.2).

2.2.1 Finanzierungsmängel

Viele gute Gründungsideen und Praxiskonzepte geraten hier ins Wanken. Ein vorausschauendes und vorsichtiges Finanzierungskonzept (s. Kap. 6) minimiert dieses Risiko.

Häufig anzutreffende Fehler:
- Das Finanzierungskonzept mit Darlehen, Leasingverträgen etc. ist nicht auf die Praxis abgestimmt. Die Belastungen können nicht erbracht werden, sie stimmen nicht mit den Beträgen überein, die wirklich erwirtschaftet werden können.
- Die Konzepte werden »zu eng gestrickt« (z. B. Investitionen zu sparsam kalkuliert).
- Die Zahlungsmoral der Besitzer wird überschätzt. Sofern Sie in Bereichen arbeiten, in denen häufig keine Bar- oder Electronic-Cash-Zahlung erfolgt (z. B. Nutztierbereich oder kostenintensive Operationen im Kleintierbereich), werden Sie häufig mit Ihrer Arbeit in Vorlage gehen müssen.

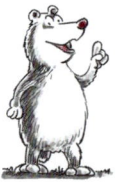

Vorsicht in der Anfangsphase:

Tierhalter testen den »Neuen« gern aus, ob er »mit sich handeln lässt« oder gar auf Sofortzahlung verzichtet. Auf solchen Forderungen bleiben Sie meist sitzen.

2.2.2 Informationsdefizite

Eine gute Recherche ist das A und O.
- Jede Standortwahl hat persönliche und berufliche Faktoren. Ein toller Standort auf dem Land hat nicht zwangsläufig die optimale Infrastruktur für Ihre familiären Anforderungen. Passt der gewählte Standort nicht zu Ihrem privaten Lebensziel, sind Alternativen gefragt.

Vermeiden Sie Irrtümer wie z. B.:
- die Annahme, benachbarte Kollegen könnten nichts.
- die vermeintliche »Kellerpraxis« ist in Wirklichkeit gut ausgestattet.

2.2.3 Qualifikationsmängel

Schließen wir einmal aus, dass Sie den falschen Beruf gewählt haben, kann es trotzdem passieren, dass Sie die Anforderungen an einen selbstständigen Tierarzt zu Beginn Ihrer Überlegungen zum Teil nicht oder nicht ehrlich beleuchten. Beispielsweise kann der begnadete Knochenchirurg an mangelndem betriebswirtschaftlichen Denken oder schlechter Mitarbeiterführung scheitern. Deshalb beobachten Sie sich selbst: Wie kommen Sie als Assistent bei den Kunden und den Mitarbeitern an?

Aber keine Sorge: Niemand ist perfekt, deshalb ist auch die richtige Auswahl eines guten Beraterteams wichtig, das so manche Schwäche kompensieren kann (s. Kap. 2.3)!

2.2.4 Planungsfehler

Leider sind mangelhafte oder gar komplett fehlende Businesspläne ein Dauerthema. Die Aufstellung eines aussagekräftigen Geschäftsplans ist jedoch ein Muss (s. Kap. 5), die Beschäftigung mit den Zahlen, Budgets etc. obligatorisch! Auch hier gilt: die eigenen Schwächen kann ein guter Berater ausgleichen.

2.2.5 Familiäre Probleme

Im Praxisalltag passiert es leicht, dass Sie Ihre ursprüngliche Lebensplanung außer Acht lassen (z. B. hohe Arbeitsbelastung, die mit den Partnern nicht abgesprochen war). Andere Probleme wie Krankheit, Tod, Trennung etc. können den geplanten Ablauf durcheinander bringen. Solche Ereignisse sind zwar absolut nicht planbar, sollten aber grundsätzlich als *worst case* einkalkuliert werden.

2.2.6 Überschätzung der Betriebsleistung

Viele Gründer schätzen ihre Einnahmen zu hoch ein und die Kosten zu gering. Damit Ihnen das nicht passiert, brauchen Sie einen soliden, mit fachmännischer Hilfe entworfenen Businessplan (s. Kap. 5).

2.2.7 Äußere Einflüsse

Es gibt Faktoren, die nicht in Ihrem Einflussbereich liegen, zum Beispiel:
- Der Gesetzgeber greift ein (z. B. wird das Dispensierrecht abgeschafft).
- Das Verhalten der Patientenbesitzer ändert sich (z. B. schwindet die Kaufkraft und das Luxusgut Kleintier wird abgeschafft). Hier gilt es, die Rahmenbedingungen im Auge zu behalten.
- Der Parkraum wird von der Kommune verknappt (z. B. durch Einführung einer Anwohnerparkzone).
- Die Verkehrsführung wird verändert und Ihre Praxis liegt nicht mehr an der Hauptverkehrsstraße oder im Fußgängerbereich.

2.3 Fehler vermeiden mit dem richtigen Beraterteam

Sie haben Ihren Traumberuf ergriffen, jahrelang studiert, lange bei Profis gelernt und sich stetig fort- und weitergebildet. Sie erwarten von Ihren künftigen Tierhaltern, dass sie zur Behandlung ihrer Tiere zu Ihnen als Experte kommen und nicht selbst an den Tieren herumdoktern mit aus dem Internet heruntergeladenem Halbwissen. Sie investieren eine große, meist sechsstellige Summe in Ihre neue Existenz, die die ganze Lebens- und Familienplanung beeinflusst und eine dauerhafte Vollexistenz bis zur Rente gewährleisten soll.

Mit welcher Begründung sollten Sie jetzt an Expertenwissen sparen? Ein schlechter Partnervertrag oder Mietvertrag kann neben den Nerven noch die Existenz kosten. Hier ist der kompetente **Rechtsanwalt** gefragt. Eine schlechte Internetseite kann potenzielle Kunden eher abschrecken denn gewinnen: Sie ist eine kreative Aufgabe für einen **Webdesigner**. Eine unprofessionelle Begleitung der Gründung kann langfristige Konsequenzen haben, z. B. bei teurer Darlehensbeschaffung, einer plötzlich notwendigen Nachfinanzierung, zu gering kalkulierten Mitteln für den privaten Bedarf, falscher oder unzureichender Absicherung, falscher Steuer- und Rücklagenkalkulation. Hier ist der spezialisierte **Steuerberater** und/oder **Unternehmensberater** gefordert. Diese Liste ließe sich beliebig fortsetzen für alle Tätigkeiten, die nicht Ihre Kernkompetenz betreffen.

Sie wollen in Ihrer Praxis Professionalität, dann leisten Sie sich diese Professionalität ab Beginn auch bei der Wahl Ihrer Berater. Sie wollen in Ihrer Praxis Individualität, dann leisten Sie sich auch Individualkonzepte und keine pauschalen Musterlösungen. Wenn Sie diesen Rat beherzigen, sparen Sie auf lange Sicht ein kleines Vermögen.

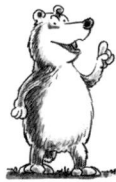

Wie erkenne und finde ich die richtigen Experten?
Das sind zwei spannende Fragen.

Beginnen wir mit den Antworten auf die Frage, wie man den richtigen Berater erkennt.
- Er hat bereits viele Praxisgründungen und -übernahmen begleitet.
- Er ist unabhängig und erzielt seine Einnahmen überwiegend aus erbrachten Beratungsleistungen.
- Er ist für Sie erreichbar und hält zugesagte Rückrufe ein.
- Er nimmt sich ausreichend Zeit für Sie.
- Er schlägt Ihnen Lösungsalternativen vor und gibt Entscheidungshilfen aus seinem Erfahrungsschatz.
- Er fragt nicht nur Ihre Vorstellungen zu Zahlen, Daten und Fakten ab, sondern gibt konkrete Hilfe, Erfahrungsdaten und Vergleichszahlen.
- Er steht Ihnen mit konkreten betriebswirtschaftlichen Ratschlägen zur Seite.
- Er interessiert sich für Ihre Raumplanung und begleitet Sie zu den Objekten Ihrer Wahl, zum Vermieter etc.
- Ein guter Berater weist Sie auf öffentliche Fördermittel hin. Für den Berater ist es zwar einfacher ohne das Ausfüllen vieler Formulare, aber ein guter Berater verschenkt nicht Ihr Geld.

Mit diesem Kriterienkatalog fallen auch die Antworten auf die zweite Frage leichter – wie finden Sie diesen richtigen Berater?
- Fragen Sie Kollegen und lassen Sie sich deren Berater empfehlen.
- Besuchen Sie Gründervorträge und sprechen Sie die Referenten an.
- Besuchen Sie Kongresse und suchen Sie Berater, die sich dort präsentieren.
- Sprechen Sie Berufsverbände an.
- Suchen Sie über das Internet nach spezialisierten Beratern. Auch die KfW-Beraterbörse hat Experten gelistet.

Ob der empfohlene oder gefundene Berater tatsächlich gut ist, können Sie zum Teil sofort herausfinden: Stellen Sie ihm die oben genannten Fragen und hören Sie gut auf seine Antworten. Kommen ausweichende Phrasen, Floskeln, die alle möglichen Branchen betreffen können, zaudert er bei für Sie alltäglichen Sachverhalten oder nennt nichts Konkretes, liegt die Vermutung nahe, dass der vermeintliche Experte die falsche Wahl war. Dann gilt es, den nächsten Experten zu prüfen.

Bei aller Fachkompetenz nicht zu unterschätzen ist auch der »Nasenfaktor«. Wen Sie nicht mögen, dem werden Sie auch nicht vertrauen (Anl. 2.3). Aber:

Vertrauen ist das Fundament einer langen und erfolgreichen Zusammenarbeit.

2.4 Formen tierärztlicher Berufsausübung

Nachdem der Grundsatzentschluss »Ich mache mich selbstständig« feststeht, beginnt der Entscheidungsmarathon. Zuerst gilt es festzulegen:
- Gründe ich allein oder beginne ich mit einem Kollegen? Und in welcher Gesellschaftsform sollen wir dann zusammenarbeiten (s. Kap. 3)?
- Kaufe ich bzw. kaufen wir eine bestehende Praxis oder soll ganz neu am Wunschstandort gegründet werden (s. Kap. 2.4.2)?

Die Vorteile der einen Praxisform sind dabei oft die Nachteile der Alternativlösung. Um die Entscheidung zu erleichtern, sollten Sie alle Kriterien nebeneinander stellen, sie gewichten und so zu einer für Ihre eigene Person und Praxisführung optimalen Entscheidung kommen.

Egal ob Neugründung, Praxis- oder Anteilskauf, Einzelkämpferdasein oder Teamplayerschaft: **Vorüberlegungen zu Konkurrenzsituation, Angebotsspektrum und Ähnlichem sind bei allen Alternativen anzustellen (s. Kap. 4). Der Vorteil ist bei bestehenden Praxen, dass bereits Zahlen vorhanden sind, die bei einer Neugründung erst kalkuliert werden müssen.**

2.4.1 Allein oder gemeinsam gründen?

Es gibt grundsätzlich drei Alternativen der tierärztlichen Praxisführung:
- die Einzelpraxis
- die Gemeinschaftspraxis
- die Gruppenpraxis

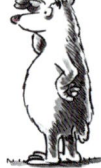

Die Tierärztliche Klinik ist ein Sonderstatus, der etwas mit der Patientenversorgung zu tun hat, aber nicht mit der Wahl der Gesellschaftsform.

Einzelpraxis. Sie lassen sich allein in eigener Praxis nieder. Das bedeutet: Sie bestimmen den Standort, die Ausstattung und das Leistungsspektrum und Sie gestalten die Praxisräume.

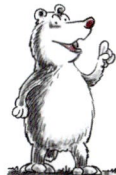 Eine Zweitmeinung bekommt man in aller Regel nur kollegialiter und in der Regel außerhalb des Praxisbetriebes von einem Freund, Studienkollegen oder einer anderen Praxis. Größtenteils sind Sie auf Ihr eigenes Urteilsvermögen angewiesen.

Gemeinschaftspraxis. Sie gründen gemeinsam mit einem oder mehreren Kollegen eine Praxis. Die Wahl des Standorts, die Größe und Ausstattung der Räume, das Angebotsspektrum – alles wird gemeinsam festgelegt. Auch über die Wahl der Gesellschaftsform ist Einstimmigkeit zu erzielen (s. Kap. 3.2)?

Gruppenpraxis. Die Gruppenpraxis ist eine weitere Alternative der Kooperation. Sie arbeiten mit einem oder mehreren Tierärzten »nebeneinander«, wollen die Vorteile von Einzel- und Gemeinschaftspraxis kombinieren. Dabei erzielt jeder seine eigenen Einkünfte, geteilt werden lediglich die Kosten.

Anlage 2.4 ist eine Checkliste zur Entscheidungsfindung.

2.4.2 Neugründung, Praxiskauf oder Anteilskauf?

Neugründung
Die Neugründung bietet die einmalige Chance, an einem Standort der Wahl den Lebenstraum zu verwirklichen. Sie ist aber auch der »Sprung ins kalte Wasser«. Und bei einer Neugründung ist Fleißarbeit angesagt:
- Ist die Praxis an diesem Standort überhaupt lebensfähig?
- Gibt es bereits Mitbewerber, die das eigene Leistungsspektrum bedienen und einen guten Ruf als etablierte Praxis genießen?
- Gibt die Analyse des Standorts, der Kaufkraft und des Patientenpotenzials die Basis für eine positive Entscheidung zur Neugründung her?

Es gibt viele Fragen, deren Beantwortung eine strategische Analyse und ehrliche Antworten erfordert und Sie als ambitionierten Tiermediziner ohne sachkundige Hilfe oft verzweifeln lässt.

Praxisübernahme bzw. Praxiskauf

Bei dieser Variante stehen Standort, Räumlichkeiten, Mitarbeiter – also die gesamte Infrastruktur – bereits fest und die Zahlen der Vergangenheit (Umsatz und Kosten) sind bekannt. Es geht »nur« um die Fragen: Ist die Praxis tragfähig, hat sie Zukunft, einen gesicherten Patientenstamm und eine moderne Ausstattung? Wie sind die Patienten bisher gebunden? Kann diese Bindung auch in Zukunft gewährleistet werden? Bietet also die Praxis zumindest eine solide Basis für Sie als neuen Inhaber, können Sie sich den Patientenstamm nicht nur erhalten, sondern vielmehr erweitern?

Trotz fester Strukturen bleiben Ihnen viele Gestaltungsmöglichkeiten und Freiraum für die Verwirklichung eigener Ideen. Es ist quasi die Neugründung mit »Mustervorlage«.

Anteilskauf

Eine weitere Chance ergibt sich, wenn der heutige Chef die Teilhaberschaft anbietet oder ein Kollege in einer Gemeinschaftspraxis ausscheiden möchte und einen Nachfolger sucht.

Wie bei der Praxisübernahme sind die Eckdaten bekannt. Hinzu kommt aber die Gewissheit, dass es in den gewachsenen Strukturen weitergeht. Das Team ist eingespielt, die Tierhalter können sich an den neuen Teilhaber gewöhnen oder wissen, sofern aus einem Angestelltenverhältnis eine Teilhaberschaft wird, das Bewährte zu schätzen. Neue Ideen sind nicht unbedingt erforderlich, vielleicht sogar nicht erwünscht. Hier kann durchaus erhebliches Konfliktpotenzial schlummern.

Auch die Entscheidung für den Anteilskauf ist eine Frage der eigenen Mentalität, eine Frage danach, wie groß der Wunsch nach Selbstverwirklichung ist.

Eine oft willkommene weitere Alternative ist die Gemeinschaftspraxis auf Zeit: Sie als »Junior« profitieren von den Erfahrungen und Kenntnissen des »alten Hasen«, die Tierhalter können sich langsam an Sie als Nachfolger gewöhnen – und nach einer überschaubaren Zeit von einigen Monaten oder ein bis zwei Jahren scheidet der Senior endgültig aus.

Es empfiehlt sich, wichtige Entscheidungen wie diese mithilfe des »Adenauerkreuzes« zu fällen (Anl. 2.5).

3 FORMEN TIERÄRZTLICHER BERUFSAUSÜBUNG

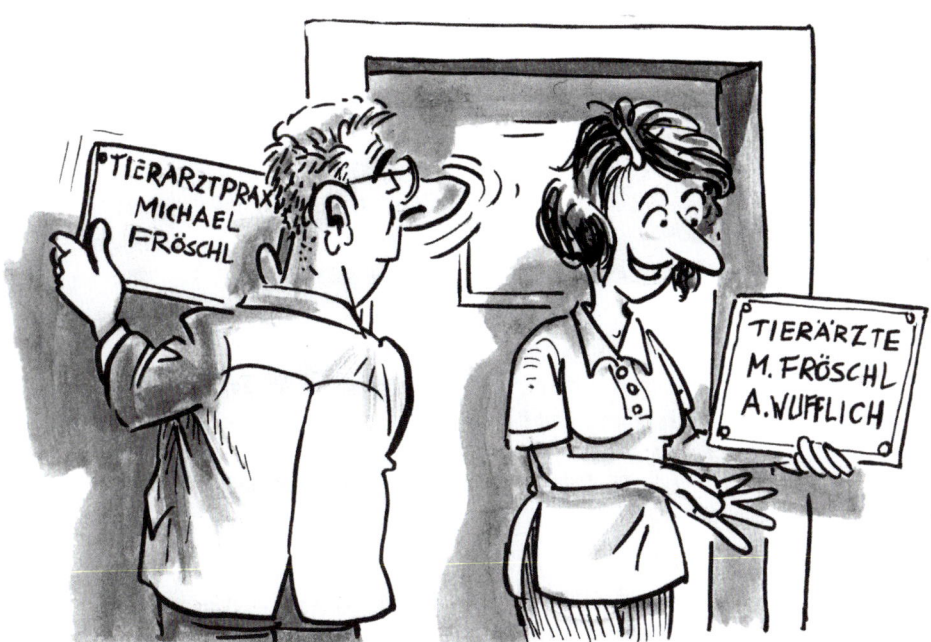

Um die richtige Entscheidung treffen zu können, in welcher Rechtsform Sie den Schritt in die Selbstständigkeit tun, müssen Sie sich zunächst umfassend mit den einzelnen Alternativen beschäftigen.

3.1 Organisationsformen tierärztlicher Berufsausübung

3.1.1 Einzelpraxis

Eine Einzelpraxis wird durch einen Tierarzt i. d. R. als Einzelunternehmen geführt.

Das Leistungsspektrum richtet sich an der Person des Inhabers, also an Ihnen, aus. Sie bestimmen u. a.
- die Organisation
- die Öffnungszeiten
- das Behandlungsspektrum
- den Notdienst
- die Praxisausstattung
- die Praxisphilosophie
- das Praxis-Qualitätsmanagement
- die Honorargestaltung

Sie als Tierarzt sind Freiberufler im Sinne des § 18 des Einkommensteuergesetzes und erbringen kurative Leistungen an Patienten.

Nach dem Arzneimittelgesetz sind Sie daneben berechtigt, Arzneimittel an den Tierhalter abzugeben. Um dieses Recht überhaupt ausüben zu können, ist es Ihnen gestattet, eine tierärztliche Hausapotheke zu führen (Ausnahme vom Apothekenmonopol). Mit diesem Medikamentenverkauf sind Sie **Gewerbetreibender** im Sinne von § 15 des Einkommensteuergesetzes.

Eine weitere Einkunftsquelle sprudelt aus den Nahrungspräparaten sowie sonstigem Bedarf rund um das Tier (Katzen- und Hundekörbe, Geschirre, Leinen, Trensen, Halfter, Diätfuttermittel etc.). Auch mit diesem Shop sind Sie als Tierarzt Gewerbetreibender.

Der »Shop« sollte jedoch nicht exzessiv betrieben werden. Service wird vom Tierhalter gern angenommen und dieser Umsatz garantiert einen guten Deckungsbeitrag. Allerdings sollte eine Tierarztpraxis nicht zur Filiale eines Futterhauses mutieren, sondern sich auf ihre originären Tätigkeiten konzentrieren.

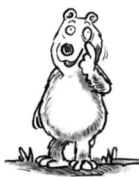

Überschreiten Sie mit Ihren gewerblichen Umsätzen bestimmte Umsatz- oder Gewinngrenzen, so werden verschärfte Anforderungen an die Aufzeichnungspflichten gestellt. 500.000 Euro Umsatz oder mehr als 50.000 Euro Gewinn bedeuten, dass Buchführungspflicht besteht. Und Sie müssen eine Bilanz aufstellen!

Bei der sonst üblichen Einnahmen-Überschussrechnung (EÜR) ist der Geldfluss entscheidend. Erst wenn der Kunde die Rechnung bezahlt, ist der Umsatz eine Praxiseinnahme. Und erst wenn Sie die Rechnung für Software oder Medikamente bezahlen, realisieren Sie eine Praxisausgabe. Bei der Bilanzierung ist das anders. Hier ist nicht der Geldfluss entscheidend, sondern die Tatsache, ob Sie eine Leistung erbracht und eine Rechnung geschrieben oder eine Leistung und Rechnung erhalten haben! Wer also hinter seinen Einnahmen herlaufen muss, zahlt bereits die Umsatzsteuer für erbrachte Leistungen, auch wenn der Tierhalter noch nicht bezahlt hat.

Der Überschuss der Praxiseinnahmen über die Praxisausgaben oder der Bilanzgewinn ist der Gewinn vor Steuern, der Ihnen als Einzelunternehmer allein zusteht.

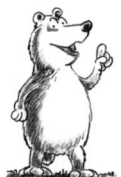

Als Einzelunternehmer sind Sie voll verantwortlich für Ihr Handeln und haften grundsätzlich mit Ihrem gesamten Privatvermögen.

3.1.2 Gemeinschaftspraxis (Berufsausübungsgemeinschaft)

Die Entscheidung fiel *kontra* Einzelkämpfertum und *pro* Gemeinsamkeit. Gründen Sie gemeinsam mit einem oder mehreren Kollegen eine Praxis, wird alles gemeinsam festgelegt.

Sie stimmen mit Ihren Kollegen das Angebotsspektrum ab und jeder legt seine Spezialisierungen fest. Dadurch wird ein breit gefächertes Angebot für den anspruchsvollen Tierbesitzer möglich. Der Knowhow-Austausch bei Diagnose und Therapie gibt Sicherheit. Bei Fortbildungsveranstaltungen, im Urlaub oder bei Krankheit bleibt die Praxis geöffnet, denn der oder die Kollegen sind zur Stelle. Die Versorgung der Patienten ist rund um die Uhr an 365 Tagen gesichert.

Einigkeit ist aber auch gefordert, wenn es um das Thema Rechnungsstellung geht: Wann werden die Leistungen abgerechnet und mit welchem Gebührensatz? Und ebenso ist bei der Wahl der Gesellschaftsform Einstimmigkeit gefordert. Wird eine Gesellschaft bürgerlichen Rechts gegründet, eine Partnergesellschaft, eine GmbH oder eine andere Gesellschaftsform (s. Kap. 3.2).

3.1.3 Gruppenpraxis

Die Gruppenpraxis ist eine weitere Alternative der Kooperation. Zwei oder mehr Tierärzte arbeiten »nebeneinander«, wollen die Vorteile von Einzel- und Gemeinschaftspraxis kombinieren. Dabei erzielt jeder seine eigenen Einkünfte.

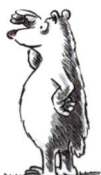

Anders als bei der Berufsausübungsgemeinschaft besteht ihr Zweck hauptsächlich in der Ausnutzung von Synergieeffekten.

Gründe für die Gründung einer Gruppenpraxis können sein
- gemeinsame Nutzung der Praxisräume
- gemeinsame Beschäftigung von Personal
- gemeinsame Nutzung von Praxiseinrichtungen
- fachliche Zusammenarbeit
- gegebenenfalls gegenseitige Vertretung

Es werden also lediglich Kosten geteilt, die Rechnungsstellung und Vereinnahmung der Honorare obliegt jedem Tierarzt selbst, die Tierärzte üben die Praxis jeder für sich aus. Die Details regelt ein Praxisgemeinschaftsvertrag. Es gelten darüber hinaus alle für die Einzelpraxis gemachten Ausführungen.

3.1.4 Tierärztliche Klinik

Die Tierärztliche Klinik kann grundsätzlich in jeder Rechtsform geführt werden. Bei der Tierärztlichen Klinik handelt es sich nicht um eine weitere Gesellschaftsform, sondern um eine besondere Form der Praxisausstattung und der Patientenbehandlung und -versorgung. Sie ergänzt die diagnostischen und therapeutischen Möglichkeiten einer tierärztlichen Praxis.

Die Anforderungen an die Organisation, das Personal, die Räume, Fortbildungspflichten etc. regeln die Musterberufsordnung der Bundestierärztekammer bzw. die Berufsordnungen der einzelnen Landestierärztekammern.

3.1.5 Franchise-Systeme

Franchise-Systeme sind eine weitere Alternative für Neugründer. Sie stellen keine eigene Gesellschaftsform oder alternative Berufsausübung dar. Franchise bedeutet, ein komplettes Geschäftskonzept in Lizenz zu vergeben. Der Franchisegeber »vermietet« seine Geschäftsidee anderen Franchisenehmern gegen Entgelt (wie z. B. McDonalds, Fressnapf).

Der Franchisegeber liefert in der Regel:
- das Knowhow
- die Marke
- die Organisation
- das Marketing
- das Corporate Design (um den Wiedererkennungseffekt zu garantieren)

Er kann dazu auch Netzwerke für Materialbeschaffung, Gerätschaften und vieles mehr liefern. Geworben wird in aller Regel mit dem Vorteil, dass der Gründer sich um das eigentliche Kerngeschäft kümmern kann und der Franchisegeber für die Rahmenbedingungen sorgt, angefangen von der Suche und Auswahl des Standorts über die Anschaffung der Einrichtung und der Praxissoftware bis zur Anstellung von Personal etc.

Der Franchisenehmer kann sofort mit seiner Arbeit beginnen. Der Franchisegeber verdient sofort an der neuen Praxis durch die zu zahlenden Franchisegebühren, die sich an bestimmten Rahmendaten ausrichten, in der Regel an der Höhe des Umsatzes, wobei Mindestgebühren allgemein gebräuchlich sind. In Deutschland sind Franchise-Systeme, anders als in den USA, kaum verbreitet.

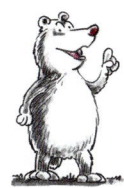

Aber Achtung:

Auch beim Franchise-System sind Analysen von Standort, Potenzial sowie die weiteren Überlegungen zur Rechtsformwahl und zur Einzel- oder gemeinsamen Gründung erforderlich!

3.2 Rechtsformen tierärztlicher Berufsausübung

Für alle genannten Formen der Berufsausübung ist die Wahl der Rechtsform zu treffen (Anl. 3.1).

3.2.1 Gesellschaften bürgerlichen Rechts, Partnerschaftsgesellschaft

Die **Berufsausübungsgemeinschaft** (neue Bezeichnung für Gemeinschaftspraxis) stellt eine Einheit dar, die grundsätzlich von zwei oder mehr Personen gegründet und meist von einem Standort aus betrieben wird. Die Rechnungsstellung erfolgt gemeinsam, die Erlöse werden gemeinsam vereinnahmt, die Kosten gemeinsam verauslagt. Angeschafftes Anlage- und Umlaufvermögen wird Gesellschaftsvermögen, eingegangene Verbindlichkeiten ebenfalls.

Die Entscheidungen zur Einstellung von Personal, zum Abschluss von Verträgen, zum Kauf von Medikamenten, Shopartikeln usw. werden wie bereits gesagt grundsätzlich gemeinsam getroffen. Abweichungen von dieser Regel müssen vertraglich vereinbart werden.

Eine weitere Besonderheit gilt für den Handel mit Shopartikeln und den Medikamentenverkauf: Grundsätzlich ist für diese Gewerbe mindestens eine weitere Gesellschaft zu gründen, um die kurative Tätigkeit vom Gewerbe zu trennen (Stichwort: Infektions- oder Abfärbetheorie, s. Kap. 11.3).

Die Partner einer Berufsausübungsgemeinschaft haften gemeinsam für alle Verbindlichkeiten der Gesellschaft persönlich und uneingeschränkt mit ihrem Privatvermögen.

Die **Partnerschaftsgesellschaft** ist eine Sonderform der Gesellschaft bürgerlichen Rechts, auch BGB-Gesellschaft oder GbR genannt und kann für die freiberufliche (kurative) Tätigkeit gewählt werden. Der Firmenname kann hierbei freier gestaltet werden als bei einer Berufsausübungsgemeinschaft. Die Besonderheit liegt in der Haftung für berufliche Fehler. Während bei der BGB-Gesellschaft alle Partner vollumfänglich haften, muss bei der Partnerschaftsgesellschaft nur der mit dem Patienten befasste Partner für eventuelle Behandlungsfehler einstehen. Für die Fehler der Mitarbeiter haften natürlich alle gemeinsam. Die Praxisrelevanz dieser Gesellschaftsform ist bei Tierärzten jedoch in aller Regel gering, da sich die Partner gerade im Urlaubs-, Krankheits- oder Notdienstfall gegenseitig vertreten und dadurch häufig mehrere Tierärzte mit demselben Patienten befasst sind. Zudem ist eine generelle Änderung dieser Rechtsform in Planung.

Die Gewinn- und Verlustverteilung regelt bei beiden Gesellschaftsformen der gemeinsame Vertrag. Sie kann nach Köpfen, nach Prozenten, nach Arbeitseinsatz oder anders individuell berechnet werden.

Die **Gruppenpraxis** ist als Kostengemeinschaft ebenfalls eine GbR. Hier wird jedoch lediglich ein Vertrag über die gemeinsam zu tragenden Kosten geschlossen.

3.2.2 Gesellschaft mit beschränkter Haftung (GmbH)

Eine weitere Gesellschaftsform, die Sie wählen können, ist die Gesellschaft mit beschränkter Haftung, abgekürzt GmbH. Seit dem Gesundheitsmodernisierungsgesetz 2004 ist diese Gesellschaftsform grundsätzlich auch den Human- und Tiermedizinern erlaubt, allerdings haben noch nicht alle Bundesländer ihre Heilberufegesetze angepasst.

Daher müssen Sie für jedes Bundesland vorab prüfen, ob diese Gesellschaftsform nach dem jeweiligen Landesgesetz zulässig ist.

Die GmbH ist eine Kapitalgesellschaft und als solche eine juristische Person des privaten Rechts. Gründer einer GmbH können eine oder mehr natürliche oder juristische Personen sein, die sich zum Zweck des Betriebs einer Tierarztpraxis zusammenschließen. Das Mindeststammkapital beträgt 25.000 Euro. Es fallen Gründungskosten für Notar und Gericht in Höhe von etwa 500 Euro an, wenn nur das Mindeststammkapital aufgebracht wird, sonst erhöhen sich die Kosten.

Geschäftsführung, Vertretung und sonstige Absprachen werden im Gesellschaftsvertrag – der Satzung – geregelt. Die Gesellschaft kann einen oder mehrere Gesellschafter haben, die jeder für sich alleinvertretungsberechtigt sein können. Angeschafftes Vermögen wird Eigentum der Gesellschaft, eingegangene Verbindlichkeiten sind Verbindlichkeiten der Gesellschafter, Vertragspartner für Personal-, Miet-, Leasing- und sonstige Verträge ist die GmbH.

Besonderheiten: Auch Sie als Tierarzt werden Angestellter »Ihrer« Gesellschaft und beziehen ein Gehalt. Das Gehalt der Gesellschafter ist – wie die übrigen Personalausgaben auch – Praxisausgabe der Gesellschaft und mindert den Gewinn. Sie erzielen somit Einkünfte aus nichtselbstständiger Tätigkeit und erhalten Ihr Gehalt nach Abzug von Steuern und Sozialabgaben (Versorgungswerk). Die kurative Tätigkeit muss von dem Medikamentenverkauf und dem Shop nicht getrennt werden, da die GmbH kraft ihrer Rechtsform ein Gewerbebetrieb ist!

Die GmbH ist Kaufmann kraft Gesetzes und damit buchführungs- und bilanzierungspflichtig! Das Prinzip der Einnahmen-Überschussrechnung gilt hier nicht.

Die Gesellschafter haften, nachdem das Stammkapital komplett eingezahlt wurde, für Verbindlichkeiten der Gesellschaft nur mit dem Gesellschaftsvermögen. Aber die Haftungsbeschränkung gilt gemäß § 823 BGB (Ansprüche aus unerlaubter Handlung) nicht für Behandlungsfehler.

Der Gewinn der Gesellschaft wird entsprechend den Regelungen im Gesellschaftsvertrag entweder ausgeschüttet oder thesauriert. Thesaurierung bedeutet, dass der Gewinn nicht ausgeschüttet wird, sondern in der Gesellschaft verbleibt.

Hinweis: Der Jahresabschluss der GmbH ist am 31.12. des Folgejahres im Unternehmensregister zu veröffentlichen!

3.2.3 Unternehmergesellschaft

Die Unternehmergesellschaft – Mini-GmbH genannt – ist eine seit 2008 mögliche Rechtsform und quasi die Vorstufe der »richtigen GmbH«. Sie wird gegründet wie eine GmbH, allerdings ist für die Gründung kein Mindeststammkapital erforderlich.

Ein oder mehr Existenzgründer können sich das für die GmbH-Gründung erforderliche Stammkapital erarbeiten und dann, wenn das Mindeststammkapital von 25.000 Euro angesammelt ist, die Eintragung als GmbH im Handelsregister beantragen.

Nachteil: Bis zur Eintragung in das Handelsregister haften alle Gesellschafter persönlich und uneingeschränkt mit ihrem Privatvermögen. Zudem genießt diese Gesellschaftsform nicht den notwendigen guten Ruf (»war wohl kein Geld vorhanden«).

3.2.4 Limited

Die englische Limited ist die Alternative zur deutschen GmbH. Die Limited wird in England gegründet, braucht dort eine Adresse (den Firmensitz) und einen Vertreter. Gründer können ein oder mehr Tierärzte sein. Für die Gründung ist theoretisch kein Mindeststammkapital erforderlich. Die Limited entsteht mit Aushändigung der Gründungsurkunde durch den Registrator und verursacht im Verhältnis zur GmbH geringere Gründungskosten. Die Gesellschaft braucht mindestens einen *director*, also einen Geschäftsführer.

Wird die Limited ausschließlich in Deutschland tätig, gilt deutsches Gesellschaftsrecht. Unabhängig davon braucht die Limited in Großbritannien ein *registered office*, in dem alle wesentlichen Unterlagen aufzubewahren sind.

Die Gesellschafter haften für Verbindlichkeiten nur mit dem Vermögen der Limited. Nicht eindeutig geklärt ist, ob im Fall der Zahlungsunfähigkeit englisches oder deutsches Insolvenzrecht gilt. Hier ist auf die Umstände des Einzelfalles abzustellen. Wie der Unternehmergesellschaft eilt auch der Limited kein guter Ruf voraus.

Achtung: Die Haftungsbeschränkung gilt grundsätzlich nicht für Behandlungsfehler (§ 823 BGB, Ansprüche aus unerlaubter Handlung).

Hinweis: Auch der Jahresabschluss der Limited ist am 31.12. des Folgejahres im Unternehmensregister zu veröffentlichen!

4 STANDORTANALYSE: WO LASSE ICH MICH NIEDER?

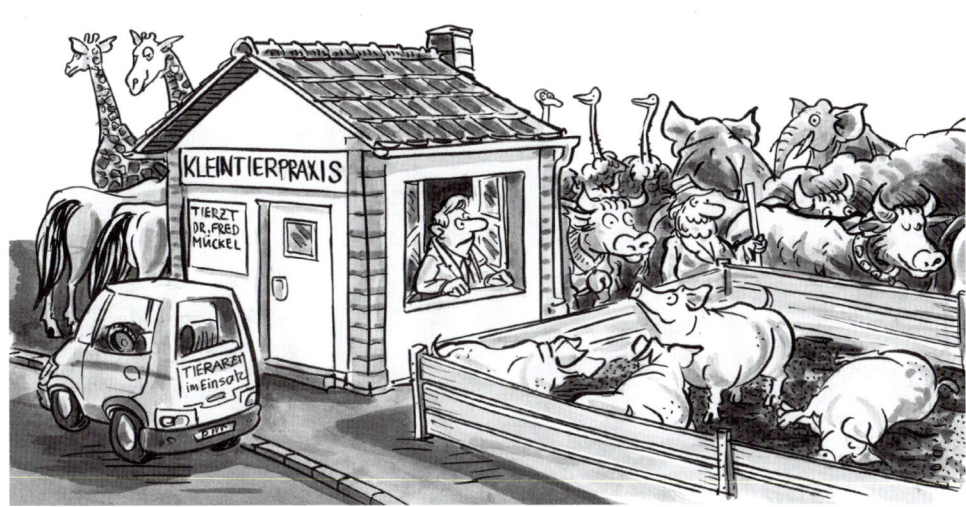

Die Wahl der Region fällt oft nicht leicht. Dort wo Sie leben und arbeiten, möchten und sollen Sie sich wohlfühlen. Die Entscheidung für eine Region bzw. einen bestimmten Standort zu treffen, ist daher von großer Bedeutung. Es ist in aller Regel eine Lebensentscheidung.

Die Standortfrage stellt sich immer, egal welche Form der Gründung Sie wählen. In der Praxis ist häufig zu beobachten, dass diese Überlegungen vernachlässigt werden, wenn:
- in eine Familienpraxis eingetreten wird.
- eine Familienpraxis übertragen wird.
- eine Praxis vermeintlich sehr günstig erworben werden kann oder
- aufgrund der familiären Situation der Standort vorgegeben
- oder eine Immobilie schon vorhanden ist.

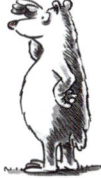

Tipp: Bitte machen Sie nicht den Fehler, bei diesen Varianten auf die Analyse zu verzichten. Auch eine Praxis, die in den letzten Jahren oder Jahrzehnten ein gutes Ergebnis erwirtschaftet hat, ist kein Erfolgsgarant für die nächsten Jahre! Analysieren Sie sorgfältig (Anl. 4.1)!

Einen weißen Fleck auf der Landkarte der Tierarztpraxen gibt es selten. Die Patientenbesitzer haben auch vor Ihrer Praxisgründung den Weg zum Tierarzt gesucht und gefunden. Aussagen aus dem Freundes- und Bekanntenkreis, dass man in einer bestimmten Region auf die neue Praxis sehnsüchtig wartet und Tierbesitzer nur auf die Eröffnung lauern, stärken das Selbstbewusstsein, sollten aber nicht überbewertet werden. Gesagt ist noch lange nicht getan.

Bei zu übernehmenden Praxen ist auch das Leistungsangebot des bisherigen Inhabers (oder der Inhaber) der Praxis von Bedeutung. So ist es für Sie, wenn Sie klassisch schulmedizinisch arbeiten, wenig sinnvoll, eine alternativmedizinische Praxis mit Schwerpunkt Homöopathie übernehmen zu wollen. Eine Impfpraxis mit hohen Kontaktzahlen stellt für den spezialisierten Chirurgen ebenfalls keine solide Basis für eine Selbstständigkeit dar.

Bei einer Übernahme ist außerdem die (bisherige) Praxisräumlichkeit zuweilen problembehaftet. Die Praxisräume liegen vielleicht im Souterrain und passen nicht mehr zu einer modernen Praxis; es gibt nicht genügend Parkraum oder das Wartezimmer ist zu klein für Hund und Katze. Praxisübernahmen basieren stark auf der »Trampelpfadtheorie«, das heißt Besitzer und Patienten haben sich an die Gegebenheiten gewöhnt und kennen den Weg. Ein Umzug in andere Räume – schöner, heller, größer, aber 200 Meter weiter – nach Kauf einer Praxis kann diesen Effekt erheblich stören.

Die folgenden Erhebungen müssen Sie unabhängig von der Entscheidung zur Neugründung, zur Übernahme oder zum Anteilskauf anstellen. Lediglich bei der Darstellung des Leistungsspektrums sowie der Planzahlen bieten die Übernahme oder der Anteilskauf leichte Vorteile.

4.1   Konsumpotenzial

Im Internet oder bei öffentlichen Institutionen (z. B. Wirtschaftsförderung der Städte und Gemeinden) finden Sie viele Daten, die Ihnen einen groben Überblick über das Konsumpotenzial der Region, die Kaufkraft sowie die Beschäftigungs-/Arbeitslosenquote geben. Eine Liste nützlicher Links finden Sie im Anhang (Anl. 1.1).

Im Kleintier- und auch Pferdebereich sind diese Zahlen von größerer Bedeutung als im Nutztierbereich. Hier sind eher Daten wie Viehdichte oder Hofgrößen von Interesse. Das Herkunfts- und Informationssystem für Tiere (HIT), das seit Frühjahr 2010 um die Equiden-Datenbank erweitert wurde, hilft Ihnen ebenso weiter wie im Internet veröffentlichte Viehzählungen oder Informationen der Landwirtschaftskammern bzw. -ämter.

Besitzer von Haustieren bevorzugen häufig kurze Wege zu den Tierärzten, und diese Wege werden in aller Regel vom Wohnort aus begonnen. Entfernungen bis zu 1,5 km werden in Ballungszentren noch als nah empfunden, im ländlichen Bereich ist der Radius sicherlich weiter zu ziehen.

Zahlen zur demografischen Entwicklung können Ihnen Aufschluss darüber geben, wie sich die Situation in Zukunft entwickeln wird. Ältere Menschen und Kleinkinder bürgen in einem soliden Kaufkraftumfeld für ein hohes Haus- und Heimtieraufkommen mit enger emotionaler Bindung und der Bereitschaft zur guten (und teureren) Versorgung.

4.2 Patientenpotenzial

Versuchen Sie als Kleintier- oder Gemischtpraktiker, bei der zuständigen Kommune die Anzahl der gemeldeten Hunde zu erfragen, um Ihr Patientenpotenzial abschätzen zu können (s. Tab. 4.1). Nicht jede Kommune gibt bei der ersten Anfrage auch Antwort, doch Hartnäckigkeit zahlt sich hier oft aus. Weitere Basisdaten liefern Ihnen öffentliche Register, Vereinigungen und Verbände (siehe Liste nützlicher Links, Anl. 1.1).

Tabelle 4.1: Berechnung des Patientenpotenzials im Kleintierbereich

	Absolute Zahlen in Prozent	Durchschnittliche Anzahl Behandlungen pro Jahr
Anzahl gemeldeter Hunde	100	
+ Dunkelziffer (durchschnittlich 30 %, teilweise 50 % und mehr)	30	
Summe Hunde	130	2,75
Katzen = 130 % der Hunde	169	1,75
Heimtiere = 200 % der Hunde	260	1
Durchschnitt über alle Tiere		1,75
je Behandlung	15 min	
Arbeitstage pro Jahr	220	
Arbeitstag ohne Pausen	8 Std.	

Wenn Sie über Stadt oder Gemeinde keinerlei Auskünfte erhalten, können Sie sich wie folgt helfen: In einem Haushalt leben laut Statistischem Bundesamt (Stand 2009) im Bundesdurchschnitt zwei Einwohner. Die Anzahl der Haushalte multipliziert mit folgenden Prozentangaben ergibt die jeweilige Tierpopulation bzw. Anzahl der Aquarien, Gartenteiche und Terrarien:

- 20,4 % Katzen
- 13,4 % Hunde
- 13,9 % Kleintiere (Meerschweinchen, Hamster, Ratten etc.)
- 8,5 % Ziervögel
- 5,0 % Aquarien
- 5,2 % Gartenteiche
- 1,0 % Terrarien

In einer Gemeinde mit 2 000 Einwohnern leben also laut Statistik in 1 000 Haushalten etwa 200 Katzen, 130 Hunde etc. Die weitere Berechnung des Potenzials kann dann nach obigem Schema erfolgen.

Natürlich lebt nicht in jedem fünften Haushalt eine Katze, allerdings halten Katzenfreunde meist mehrere Tiere. Und bedenken Sie: dies ist nur eine erste grobe Einschätzung, ob überhaupt Potenzial für die geplante Gründung vorhanden ist.

4.3   Mitbewerber (Konkurrenzanalyse)

Die Kollegen in der Region heißen Sie als Neugründer oft nicht willkommen. Unabhängig davon, ob Sie eine Praxis übernehmen oder neu etablieren wollen: Sie stoßen nicht selten auf kühle Ablehnung und dürfen keine Ehrlichkeit erwarten!

Recherchen über Ihre Mitbewerber sind aber auf jeden Fall unverzichtbar. Zunächst sind allgemeine Informationen wichtig, die Sie z. B. über den Internetauftritt der Kollegen erhalten, etwa die genaue Lage, Verkehrsanbindung, Parkplatzsituation, Leistungsspektrum, Öffnungszeiten etc. Über den Ruf mag sich auch der eine oder andere Tierhalter äußern. Gehen Sie mit Ihrem Vierbeiner Gassi und fragen Sie andere Tierbesitzer, welcher Tierarzt gut ist bzw. zu welchem Tierarzt sie gehen.

In einer späteren Phase – kurz vor der Niederlassung – sollten Sie das persönliche Gespräch mit dem Kollegen suchen. Es ist manchmal erstaunlich, welche Alternativen sich auftun und auch Vorurteile werden nicht immer bestätigt. Die Einschätzung eines solchen Gespräches sollte anschließend möglichst objektiv erfolgen.

Tipp: Versuchen Sie, den Kollegen mit den Augen des Patientenbesitzers zu sehen! Tierärzte beurteilen sich häufig anhand der fachlichen Einschätzung. Kann aber der Kollege seine Leistung gut verkaufen, wird auch der vermeintlich Unbegabte wirtschaftlich erfolgreich sein und für Sie eine nicht zu unterschätzende Konkurrenz darstellen.

Die wichtigsten Daten der »Konkurrenten« sind:
- Lage der Praxis
- Öffnungszeiten
- fachliche Ausrichtung und Leistungsangebot (Der Schweinepraktiker wird kein Mitbewerber für eine Kleintierpraxis sein.)
- Umgang mit Kunden
- Alter des Kollegen
- personelle und medizinisch-technische Ausstattung
- Werbemaßnahmen
- Gibt es eine Internetseite?
- Führt der Kollege Veranstaltungen durch, wie z. B. Erste-Hilfe-Kurse für Katzen oder Hunde, Informationskurse zur richtigen Haltung etc.?
- Ist er Ansprechpartner in Hunde-, Reitervereinen o. Ä.?
- Betreut er das ansässige Tierheim oder den Zoo?
- Arbeitet er am Schlachthof und kennt die Landwirte?

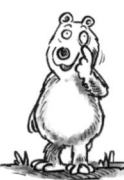

Google Maps mit den Suchworten Tierarzt, Tierärzte, Tierärztliche Klinik (jeweils dekliniert) liefert Ihnen eine erste Übersicht der Mitbewerber.

Versuchen Sie, Ihre Mitbewerber anhand dieser Kriterien zu beurteilen, ähnlich wie Banken anhand eines Bewertungsschemas die Bonität ihrer Kunden einschätzen (Rating).

An dieser Stelle sollten auch Sie Ihr Leistungsspektrum detailliert auflisten, z. B.
- Chirurgie
    - Weichteil- und Bauchhöhlenoperationen
    - Tumoroperationen
    - Kastrationen
    - Zahnsanierungen …

Bieten Sie nicht zu viel (kein Bauchladen), denn niemand kann alles gut! Fokussieren Sie sich auf Ihre Stärken und gegebenenfalls auf das unterrepräsentierte Angebot.

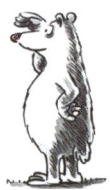

Hinweise:
- Entscheidend ist nicht so sehr, welche Einwohnerzahlen auf die Anzahl der Tierärzte entfallen, sondern eher die Relevanz der Kollegen.
- Manch unsichtbare geografische Grenze hindert den Tierhalter am Besuch der Nachbargemeinde. Niemand kann es begründen, aber seit Generationen wählt z. B. keiner den kurzen Weg in den Nachbarort, sondern alle den Weg in die entferntere Stadt.
- Vorsicht ist bei allen Annahmen geboten:
  - Klassische Einfamilienhaussiedlungen bieten regelmäßig ein höheres Potenzial als Hochhausbereiche.
  - Eine ältere Bevölkerungsstruktur lässt auf mehr Heimtiere mit hoher emotionaler Bindung (Kaufkraftpotenzial) schließen als ein strukturschwacher »Brennpunkt«.

Fazit: Gehen Sie nicht dahin, wo es wehtut! Das kann zu Preiskämpfen und anderen unschönen Effekten führen. Ein harter Verdrängungswettbewerb ist nur die zweite Wahl. Erste Wahl ist ein bislang nicht da gewesenes Angebot an einem neuen, guten Standort (kurze Wege für die Besitzer!).

4.4 Immobilie

Die Praxisimmobilie ist ein entscheidender Erfolgsfaktor. Sie spiegelt dem Patientenbesitzer Image und Einstellung des Unternehmens bzw. Unternehmers wider. Eine gute Immobilie zu sein heißt:
- gute Erreichbarkeit und verkehrsgünstige Anbindung.
- gegebenenfalls Lage an einer Durchgangsstraße: Die Praxis ist für den vorbeifahrenden Verkehr gut sichtbar und sorgt für Laufkundschaft.
- keine Anballung von Nachbarn, die sich gegen eine Tierarztpraxis wehren. Schön sind auch Auslaufflächen in der Nähe für Hunde.
- ausreichende Anzahl von Parkplätzen: Der nach dem Transport einer Katze entnervte Besitzer wird es Ihnen danken, wenn er sein Fahrzeug nicht verbotswidrig abstellen muss.
- ebenerdige Lage: Problematisch sind Praxen, die nur über Stufen zu erreichen sind oder gar im Keller liegen. Die wenigsten Besitzer tragen ihren erkrankten Berner Sennenhund gern über Stufen in eine Tierarztpraxis. Noch unangenehmer ist der Gang hinab – denn wirklich Gutes liegt immer oben!

- Helligkeit: Nicht nur der Tierarzt und seine Mitarbeiter, auch die meisten Tierhalter wissen eine helle und freundliche Praxis zu schätzen.
- Potenzial: Die Wahl der Räumlichkeiten sollte von Dauer sein. Sofern klar ist, dass die Räumlichkeiten in naher Zukunft vom Platzangebot nicht mehr ausreichen, sollte von einem derartigen Objekt sofort Abstand genommen werden. Ein Umzug ist stressig und führt obendrein zu Verlusten von Kunden, die keine Lust haben, mit umzuziehen.

In der Prioritätenliste bietet es sich dennoch an, die Immobilie nicht ganz nach oben zu heben.

Planen Sie nicht die Praxis um eine Wunschimmobilie herum, sondern suchen Sie besser eine gute Region und dort ein geeignetes Objekt.

4.5 Besonderheiten verschiedener Praxistypen

Bei kaum einer Berufsgruppe ist die Vielfalt der Gründungsmöglichkeiten und des Angebotsspektrums so groß wie bei Tierärzten. Dementsprechend gibt es keine Schablone, die man über alle Varianten stülpen kann.

4.5.1 Nutztierpraxis

Die Potenzialanalyse ist hier sicher wichtig. Allerdings ist die Bindung der Landwirte an Althergebrachtes nicht zu unterschätzen. Chancen hat oft der Assistent, den der Tierhalter lange kennt, weniger der Hinzugezogene mit den »neumodischen« Methoden und der übertriebenen Korrektheit.

Auch ist die Größe der Bestände ein Risikofaktor. Verlieren Sie einen großen Bestand im Klientel, bedeutet das drastische Umsatzeinbußen für Sie. Große Kunden sind möglicherweise härtere Partner in Preisverhandlungen. Kleinere Betriebe dagegen geben vielleicht früher auf. Kleine Kunden bedeuten viele und evtl. längere Anfahrten, auch bei Notfällen, sowie viele kleine Rechnungen. Beide Kunden haben aber auch Vorteile: Einen kleinen Kunden kann man eher durch einen anderen Kleinen ersetzen. Große Bestände bürgen für effizientes Arbeiten, denn mit einer Anfahrt können Sie eine Vielzahl von Behandlungen erledigen.

Wichtig ist, dass Sie die Zukunftsfähigkeit der Betriebe beurteilen: Hat der Landwirt einen Nachfolger? Ist der Betrieb auf den Wegfall der Milchquote 2015 eingestellt?

4.5.2 Pferdefahrpraxis

Vom Allrounder über den Osteopathen oder Chiropraktiker bis hin zum Pferdetierarzt, der sich ausschließlich auf Zähne spezialisiert, ist in der Pferdefahrpraxis alles denkbar. Ihre Potenzial- und Mitbewerberanalysen müssen Sie also sehr stark Ihrem Leistungsspektrum anpassen. Dabei dürfen Sie vor allem die Anfahrten (Zeit und Kilometer) nicht in Ihrer Planung vergessen. Da Sie Fahrzeiten nicht voll berechnen können, sind längere Anfahrten ein kostspieliger Nachteil. Wer zwei Stunden Fahrt für eine Rechnung von 50 Euro oder Zahnraspeln für zwei Pferde auf sich nehmen will, sollte sein Konzept überdenken.

4.5.3 Pferdepraxis

Wenn Sie sich für eine stationäre Praxis mit Ankaufuntersuchungen, Unterbringungsmöglichkeiten nach Operationen etc. entscheiden, stehen Sie bei der Auswertung der Analyse eher zu Kliniken in Konkurrenz als zum Pferdefahrpraktiker.

4.5.4 Mobile Kleintierpraxis

Wer sich gegen eine stationäre Kleintierpraxis entschließt, muss sich darüber im Klaren sein, dass er sich gegen eine Apparatemedizin mit kompliziertem OP-Spektrum entscheidet und manche Leistungen nicht anbieten kann. Sinnvoll kann das evtl. sein, wenn Sie sich zum Beispiel im Bereich der Alternativmedizin spezialisieren möchten. Auf jeden Fall müssen Sie Ihre Recherchen Ihrem speziellen Leistungsspektrum anpassen. Genau wie bei der Pferdefahrpraxis dürfen Sie auch hier die Anfahrten nicht in Ihrer Planung vergessen.

4.5.5 Überweisungspraxen, Kliniken

Möchten Sie sich mit Ihrer Überweisungspraxis oder Klinik als Spezialist etablieren, ist Ihre Recherchearbeit zwar identisch, allerdings werden die Ergebnisse konträr gewichtet: Ist sonst die Nähe der Konkurrenten von Nachteil, ist jetzt die Anhäufung möglicher Zuweiser Ihr ersehntes Patientenpotenzial.

5 DETAILPLANUNG UND BUSINESSPLAN

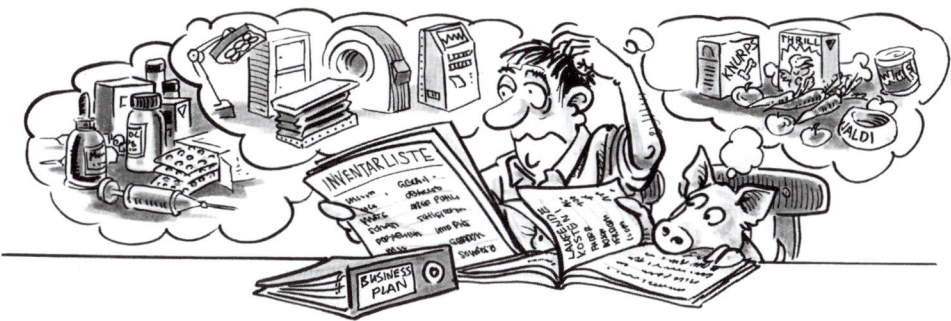

Alle wichtigen Vorentscheidungen haben Sie in dieser Phase Ihrer Planung bereits getroffen: Der Standort steht fest, die Gründung als Einzelpraxis oder mit Kollegen ist beschlossen und das Leistungsspektrum definiert. Jetzt geht es an die Feinarbeit, wie etwa die Wahl der Rechtsform und die Ausarbeitung der Verträge. Ein Gründungskonzept mit Planrechnungen muss her: der so genannte Businessplan.

Der Businessplan ist ein Geschäftsplan, der Ihr Geschäftsvorhaben schriftlich zusammenfasst und Sie werden ihn in vielen Situationen benötigen. Das Arbeitsamt beispielsweise bewilligt Ihnen einen Gründungszuschuss nur, wenn Ihre geplante Gründung »eine tragfähige Vollexistenz« verspricht und Sie einen Businessplan einreichen, der neben anderen Dokumenten Ertragsvorschauen für die nächsten zwei bis drei Jahre enthält.

Die Banken gewähren Ihnen Darlehen selbstverständlich nur, wenn Ihr Konzept aussagekräftig ist und Sie in Ihrem Businessplan alle Einflussfaktoren wie Standort, Kaufkraft etc. nachvollziehbar erläutern. Ihre Planzahlen müssen der Bank gewährleisten, dass das Konzept bei vorsichtiger Kalkulation tragfähig ist und der Kredit plangemäß mit Zins zurückgeführt wird. Da nach dem Vier-Augen-Prinzip sowohl Ihr direkter Ansprechpartner bei der Bank als auch die Kreditabteilung im Hintergrund, deren Entscheider Sie in der Regel nicht kennenlernen, über Ihr Vorhaben urteilen, müssen alle wesentlichen Daten und Fakten im Gründungskonzept enthalten sein.

Der Businessplan erläutert also die Geschäftsidee, beschreibt das wirtschaftliche Umfeld, die Konkurrenzsituation, die erforderlichen Investitionen und enthält alle plausiblen Detailplanungen. Der tiermedizinisch nicht versierte Leser muss nach dem Studium des Geschäftsplans in der Lage sein, Ihre Einschätzung des Vorhabens nachzuvollziehen und Ihre Eignung als Gründer sowie die Erfolgsaussichten des Projekts zu beurteilen. Nur dann kann er beispielsweise als Entscheider in der finanzierenden Bank sein positives Votum für einen Kredit abgeben.

Wichtig: Schreiben Sie den Businessplan selbst (natürlich mit fachkundiger Anleitung bzw. Hilfestellung)!

Auf diese Weise verinnerlichen Sie die für die spätere Praxis wichtigen Kennzahlen, bekommen ein Gefühl für Ihre eigenen Zahlen und eignen sich erstes betriebswirtschaftliches Grundwissen an.

5.1 Gliederung des Businessplans

Grundsätzlich besteht ein Geschäftsplan aus acht Segmenten:
1. Zusammenfassung/Executive Summary
   Die wichtigsten Punkte des Vorhabens werden kurz und prägnant formuliert, der Kapitalbedarf summarisch angegeben.
2. Geschäftsidee
   Die Geschäftsidee wird vorgestellt. Der Nutzen für den Tierhalter, auch im Vergleich zu Mitbewerbern, und die Alleinstellungsmerkmale werden herausgestellt.
3. Produkt/Dienstleistung
   Das Dienstleistungsspektrum wird – wenn möglich in Abgrenzung zur Konkurrenz – vorgestellt, die Öffnungszeiten, OP- und Notdienste werden angegeben sowie weitere Praxis- oder Behandlungsbesonderheiten dargestellt.
4. Branche/Markt/Wettbewerb
   Anhand von Markt- und Branchendaten wird ein Einblick in das Potenzial, die Kaufkraft, die Wettbewerbssituation sowie die kalkulatorischen Plandaten gegeben.
5. Marketing/Vertrieb
   Werbe- und Markteintrittsstrategien werden – unter Hinweis auf die Besonderheiten des Berufsrechts – ausführlich dargestellt.
6. Unternehmensführung/Personalplanung
   Hier wird die Unternehmensform vorgestellt und die Vorzüge und Besonderheiten dieser Wahl werden erläutert. Die Gründerperson und das geplante Praxisteam stellen sich vor. Auf die fachlichen Qualifikationen und bisherigen Tätigkeitsschwerpunkte sowie die kaufmännische Eignung des Gründers wird eingegangen.
7. Drei-Jahres-Planung/Finanzplanung
   In einer Drei-Jahres-Planung, die sowohl die Praxis als auch die private Lebenshaltung betrifft, werden sämtliche Einnahmen und Kosten detailliert geplant und in einer Rentabilitätsvorschau übersichtlich zusammengestellt. Die Liquiditätsvorschau gibt ein Abbild der Geldflüsse und des laufenden Kapitalbedarfs.

8. Chancen/Risiken
   Hier werden Alternativszenarien aufgezeigt, Chancen und Risiken erläutert und gewichtet.
9. Sonstige Unterlagen
   Jedem Businessplan sind eine Reihe von Unterlagen beizufügen, die je nach Kreditinstitut abweichen können. Das finanzierende Institut hält hierfür Checklisten bereit.

Eine Anleitung zur Erstellung eines Geschäftsplanes finden Sie im Anhang (Anl. 5.1).

5.2 Detailplanung Ihrer Praxis

Um einen solchen Businessplan erstellen zu können, müssen Sie alle Informationen möglichst vollständig zusammentragen und auswerten. Deshalb geht es jetzt an die Detailplanung Ihrer Praxis.

5.2.1 Raumplanung

Nachdem die grundsätzliche Standwortwahl getroffen wurde, gilt es, ein geeignetes Objekt zu finden. Die Eignung richtet sich einerseits nach Ihrer Spezialisierung, andererseits nach Ihren Lebensumständen. Unabhängig von der Spezialisierung stellen sich die Fragen:
- Soll ich mieten oder kaufen?
- Wenn ich miete, brauche ich zusätzlich eine neue Wohnung in Praxisnähe?
- Wenn ich kaufe, ist das Objekt nach der Praxisaufgabe wieder verwertbar? Die Frage nach dem dauerhaften Lebensmittelpunkt ist hierbei schon beantwortet, der Altersruhesitz ist nicht die bisherige Praxis.

Mieten oder Kaufen
Für die richtige Entscheidung zählen:
- Lage und Größe des möglichen Objekts
- Mietspiegel
- Preis- und Vertragsgestaltung für das Objekt
- Steht die Familienplanung bevor, ist sie abgeschlossen oder eben noch nicht?

Wenn zusätzlich eine Wohnung in Praxisnähe erforderlich wird und die grundsätzliche Standortwahl getroffen wurde (Familie ist dort z. B. schon lange ansässig, Ehegatte arbeitet im nahen Umfeld, Umstände ändern sich in absehbarer Zeit bei typischem Geschehenslauf nicht) ist eine geeignete Immobilie mit Wohnung und Praxis in einem vielleicht ein willkommener Idealfall. Kurze Wege und optimale Patientenversorgung sind so garantiert. Eine Trennung zwischen Beruf und Privatleben wird allerdings schwierig, wenn Tierbesitzer außerhalb der Sprechzeiten privat klingeln können.

Bleiben zusätzlich die Kosten eines Kaufs im vergleichbaren Rahmen zu Mietaufwendungen, fällt die Entscheidung leicht – auch der finanzierenden Bank.

Ist das Objekt nach der Praxisaufgabe wieder verwertbar?

Bei der Antwort auf die Frage nach der Wiederverwertbarkeit sind diverse Szenarien denkbar:
- Die Immobilie liegt in einem Gewerbegebiet.
- Die Wohnumgebung ist nach Beendigung der Tätigkeit als Tierarzt nicht wünschenswert.
- Die Praxisabgabe wird nur funktionieren, wenn ein Praxisnachfolger auch in die Wohnung einziehen kann.
- Die Praxis wird nach Beendigung der Tätigkeit aufgegeben und zu anderen Wohnzwecken umgebaut.

Bei der letzten Alternative verschenken Sie unter Umständen den erarbeiteten ideellen Wert der Praxis, da ein Nachfolger – von speziellen Ausnahmen abgesehen – in der Regel nicht nur eine Patientenkartei und die Ausstattung erwerben will.

Je nach Situation müssen Sie entscheiden, ob die Konsequenzen und das Risiko für Sie tragbar sind. Die Eignung des Objekts selbst ist natürlich abhängig von der geplanten Nutzung. Entscheidungshilfe bietet auch hier wieder das Adenauerkreuz (Anl. 2.5).

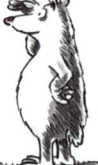

Raumplanung Kleintierpraxis

Die Praxis sollte im Idealfall folgende Kriterien erfüllen:
- Lage im Erdgeschoss bzw. ebenerdig begehbar
- ausreichend Parkplätze vorhanden
- zweiter Zugang (für Entsorgung und Trauerfälle)
- Räumlichkeiten gut gegen Einbruch zu sichern
- kleine Außenfläche für dringende Geschäfte der Patienten kann abgegrenzt werden

Für eine durchschnittliche Kleintierpraxis rechnet man einen Raumbedarf von mindestens 80 m². Bei zwei Behandlern sind 130–150 m² angebracht, pro weiteren Tierarzt sollten dann etwa 40 m² hinzukommen. Ein gutes Beispiel für die Raumplanung einer Kleintierpraxis finden Sie im Anhang (Anl. 5.2).

Der Raumbedarf für eine Einzelpraxis verteilt sich im Idealfall auf:
- zwei Wartebereiche
- die Rezeption

- das Büro
- pro Tierarzt zwei Behandlungszimmer
- Labor
- Röntgenraum
- OP-Vorbereitung
- OP-Raum
- Sozialraum
- WCs
- Lager für Shopartikel mit Platz für den abschließbaren Medikamentenschrank
- evtl. eigener Raum für die Apotheke (vergitterte Fenster sind Standard), sofern ein abschließbarer Medikamentenschrank nicht ausreicht.
- Ein Raum für den Abschied wird von trauernden Tierhaltern dankend angenommen. Gleichzeitig ist automatisch der Behandlungsraum für die nächsten Patienten frei.
- Aufwachraum und gegebenenfalls Station für »Übernachtungsgäste«

Raumplanung Pferde- oder Nutztierpraxen

Eine Pferdefahrpraxis beansprucht nur einen minimalen Raumbedarf für die Apotheke und ein Büro. Anders sieht es dagegen aus, wenn Sie gleichzeitig Ankaufuntersuchungen vor Ort anbieten wollen, die einen größeren Außenbereich erfordern. Auch spezielle Behandlungen, welche Boxen, möglicherweise Unterwasserlaufbänder, OP-Vorbereitung, OP-Bereiche sowie eine Überwachung spezieller Boxen nach Operationen notwendig machen, können einzuplanen sein.

Standardempfehlungen gibt es also nicht, sondern Sie sollten individuelle Lösungen für Ihr geplantes Leistungsangebot finden. Unstreitig werden solche Praxen aber außerhalb eines typischen Wohngebiets im ländlichen Umfeld angesiedelt. Ein Muster ist im Anhang angegeben (Anl. 5.3).

Planen Sie eine Nutztierpraxis, ist die Situation ähnlich wie für die Pferdepraxis beschrieben. Der Raumbedarf für das Instrumentarium kann beim Nutztierpraktiker jedoch deutlich größer ausfallen als bei einer Pferdefahrpraxis und ist selbstverständlich abhängig von der technischen Ausstattung und der Menge der Abgabemedikamente.

5.2.2 Investitionsplanung

Um einen realistischen Kapitalbedarf zu ermitteln, müssen Sie Ihre beabsichtigten Investitionen möglichst genau planen (Musterliste, siehe Anl. 5.4). Eine Sicherheitsreserve von 10 % als Zuschlag sorgt für ein beruhigendes Polster. Statt einer pauschalen Sicherheitsreserve können Sie auch eine großzügige Wunschausstattung mit Katalogpreisen erstellen, die weder Gründerrabatte noch Skonti oder Boni berücksichtigt.

Kleintierpraxis
Die Investitionen umfassen:
- Umbau der Praxisräume
- Praxiswagen
- Einrichtung
- Instrumentarium
- Elektronik inkl. EDV-Ausstattung und Röntgen
- Medikamentenerstausstattung
- Marketing-Erstausstattung (Details siehe Kap. 12)

Um die Investitionen möglichst vollständig zu erfassen, empfiehlt sich ein virtueller Rundgang durch alle Räume der geplanten Praxis unter Einbeziehung geöffneter Schubladen, Schränke und Kühlschränke. Hilfreich sind weiterhin Kataloge der Hersteller, der Pharmaindustrie, der Praxisausstatter sowie ergänzend dazu der Besuch von Messen und Kongressen. Für alle Investitionen gilt: Angebote einholen und Preise vergleichen!

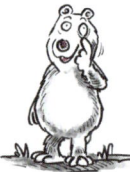

Nutzen Sie die Zeit der Assistenz und stellen Sie bereits eine Liste der Instrumente und Geräte zusammen.

Pferdepraxis
Die wesentlichen Investitionen einer Pferdefahrpraxis sind:
- ein geräumiges Fahrzeug
- Instrumentarium entsprechend der Spezialisierung
- Röntgen
- Apotheke mit Medikamentenerstausstattung

Für eine stationäre Pferdepraxis kommen Errichtungs- oder Umbaukosten hinzu, Boxen sowie der Bau der Außenanlagen. Die Pferdeklinik bedarf einer Individualplanung bezogen auf das angestrebte Leistungsspektrum. Humanmedizinische Ansprüche dürfen gestellt werden. Wer sich am etablierten Markt behaupten will, sollte digitales Röntgen, Video-Überwachung der Boxen und modernste OP-Ausstattung vorsehen.

Nutztierpraxis
Analog zur Raumplanung sind die Kosten für die Einrichtung überschaubar. Die sonstigen medizinischen Geräte (z. B. digitales Röntgen, Laparoskop) richten sich am eigenen Anspruch und der Erwartung der Tierhalter aus.

5.2.3 Praxisplanung

Um Ihren gesamten Kapitalbedarf ermitteln und Ihren Drei-Jahres-Plan aufstellen zu können, brauchen Sie eine detaillierte Praxisplanung, die alle Einnahmen und Ausgaben berücksichtigt, also:

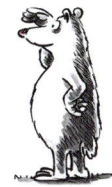

- den Umsatz, bestehend aus:
  - kurativer Tätigkeit
  - Medikamentenabgabe
  - Shop
- die Personalkosten
- alle anfallenden Praxisausgaben
- die Software

Umsatzplanung

Jeder Gründer tut sich mit der Umsatzplanung schwer, vermag er doch die Patientenfrequenz anfangs schlecht einzuschätzen. Ein Patent gibt es für diese Planung nicht, aber Durchschnittszahlen für eine vorsichtige Prognoserechnung (s. Tab. 5.1).

Tabelle 5.1 Beispiel für die Prognoserechnung

Parameter	Durchschnittswerte
Behandlungszeit pro Kleintier	15 min
Behandlungszeit pro Pferd (mit An- und Abfahrt)	1 Std.
tägliche Arbeitszeit (nicht identisch mit der Zeit am Tier)	8 Std.
Rechnungsgröße pro Patient Kleintier (netto ohne USt)	40 Euro
Rechnungsgröße pro Patient Pferd (netto ohne USt)	80 Euro
Planungshilfen für Nutztierpraktiker	Einen Anhaltspunkt bieten Betreuungsverträge. Die wesentlichen Leistungen aus dem Angebotsspektrum können für die Planung einmal komplett kalkuliert werden.
Arbeitstage pro Monat	20*
Arbeitstage pro Jahr	220*

* Außer dem Februar haben die Kalendermonate mehr als 20 Arbeitstage. Urlaubs- und Krankheitszeiten sind also bei diesen Annahmen bereits einkalkuliert.

Die Planzahlen in Tabelle 5.1 sind eine zurückhaltende Annahme, denn Tierärzte arbeiten beispielsweise in aller Regel mehr als acht Stunden am Tag und mehr als 220 Tage im Jahr. Gute Mitarbeiter, die die Patientendaten bereits erfragen und im System erfassen, verringern Ihre Behandlungszeiten, viele Kastrationen und Operationen erhöhen Ihre Durchschnittsrechnungsgröße. Die täglichen Patientenzahlen sollten Sie vorsichtig ansteigend kalkulieren und dabei Feiertage, Urlaub und eine saisonabhängige Dynamik berücksichtigen (Behandlungskalkulation siehe Anhang, Anl. 5.5).

Hinzu kommen Einnahmen aus dem Shop sowie der Medikamentenabgabe. Eine Kalkulation können Sie sich jedoch sparen und die potenziellen Einnahmen als kleine Reserve ansehen. Gleiches gilt für Sondereinnahmen wie Fleischbeschau, Gutachten etc., die Sie im Businessplan erwähnen sollten, aber nicht einkalkulieren müssen.

Personalplanung

Ihre Personalplanung richtet sich natürlich nach Ihrem Angebotsspektrum. OP-intensive Praxen werden von Beginn an eine gute Vollzeitkraft sowie eine Anrufannahme brauchen. Die typische Tierarztpraxis wird jedoch mit einer Aushilfe beginnen und dann bei Bedarf den Personaleinsatz erhöhen. Diese Kalkulation können Sie sehr gut umsatzabhängig rechnen und sich mit dem Personalbedarf an vergleichbaren Praxen orientieren (Benchmarks).

Praxisausgaben

Der Kostenblock Praxisausgaben gliedert sich in:
- fixe Kosten
- fest planbare Kosten
- von Rahmendaten abhängige Kosten
- Abschreibungen

Zunächst nehmen Sie alle **fixen Kosten** in die Monatsplanung auf, wie Mieten, Nebenkosten, Abgaben, Beiträge, Versicherungen, Wartungsverträge etc. Sind noch keine Daten bekannt, helfen Ihnen Angebote von Firmen, Maklern bzw. Anfragen bei den Behörden.

Eine Reihe von Kosten fällt umsatzunabhängig an, da sie von Abonnements, bestimmten Unternehmensentscheidungen oder Vorlieben abhängt. Zu diesen **fest planbaren Kosten** gehören z. B. Personalkosten (mit Vorbehalt), Fachzeitschriften, laufende oder geplante Fortbildungen und Kongresse mit den erforderlichen Reisekosten. Auch die Kosten der Gründungsberatung sowie der laufenden Steuerberatung für die Anlaufphase sind planbar.

Bestimmte Praxisausgaben sind **von Rahmendaten abhängige Kosten**, also umsatzabhängig planbar, z. B. Medikamenteneinkauf, Personalkosten, sonstiger Praxisbedarf, Steuerberatungskosten usw. Hier können entweder bekannte Branchenvergleichszahlen angesetzt oder angeforderte Angebote oder Pauschalvereinbarungen als Basis angenommen werden. Im letztgenannten Fall gehören diese Zahlen dann eigentlich zu den fest planbaren Kosten.

Abschreibungen sind eine steuer- und betriebswirtschaftliche Kalkulationsgröße. Grundsätzlich verausgaben Sie bei einem Kauf das Geld für die Anschaffung sofort oder finanzieren mit einem Kredit. Aber dieser Geldausgang bedeutet nicht automatisch eine volle gewinnmindernde Praxisausgabe. Die Anschaffungskosten für Anlagegüter (Geräte, die einen bestimmten Anschaffungspreis überschreiten und eine Nutzungsdauer von mehr als einem Jahr haben) werden dann auf die gesamte Nutzungsdauer gleichmäßig oder im Rahmen von steuerlichen Gestaltungsmöglichkeiten verteilt. Die Position Abschreibungen ist abhängig von der Höhe und Art der geplanten Investitionen. Es gibt amtliche AfA-Tabellen, die Ihnen Auskunft über die Abschreibungsdauer geben.

Die **Praxissoftware** kann sowohl in den Investitionskosten (bei Kauf) als auch in den Fixkosten (bei Leasing mit Wartungsvertrag) enthalten sein. Wichtig für die Entscheidung, welches System zum Einsatz kommt, sind:
- Bedienerfreundlichkeit
- Erreichbarkeit und Kompetenz der Servicehotline
- Kosten der Hotline
- Auswertungsflexibilität (für das Controlling): welche Auswertungen sind sinnvoll, welche machbar?
- Exportierbarkeit der Daten (für die Buchhaltung, für die Betriebsprüfung)
- persönliche Anforderungen (Vernetzung, Anschluss mobiler Geräte, Einspeisung externer Daten wie Röntgen, Labor etc.)

Weitere Anforderungen ergeben sich aus dem Controlling.

Zur Auswahl der für Sie richtigen Software und zur Kalkulation der Kosten hilft Ihnen die Checkliste im Anhang (Anl. 5.6).

5.2.4 Marketingplanung

Es nutzt Ihnen wenig, der absolute »Geheimtipp« zu sein. Gute Leistung muss am Markt publiziert werden. Tierhalter und Tier müssen zu Ihrer Praxis finden.

Allen weiteren Ausführungen vorausgeschickt wird der Hinweis auf die Reglementierungen durch Gesetze und die Berufsordnung. Den Begriff Marketing mit Werbung gleichzusetzen, trifft jedoch nicht den Kern. Marketing kommt ursprünglich aus dem Verkaufsbereich, wie an der Wortwahl erkennbar, und bedeutet, das eigene Leistungsspektrum am Kundenwunsch auszurichten.

Das Marketing ist Teil des unternehmerischen Gesamtprozesses. Es gibt verschiedene wissenschaftliche Ansätze (s. Kap. 12). Für Ihre Kostenplanung ist zunächst ein stimmiges Gesamtkonzept zu erstellen, dessen Daten dann in die Jahresplanungen einfließen. (Checkliste für Marketinginstrumente siehe Anl. 5.7).

5.2.5 Privatbedarfsplanung

Der Privatbedarf ist relativ gut kalkulierbar. Zwei Alternativen sind denkbar:
1. Die bisherige Wohnsituation ändert sich nicht.
2. Ein Umzug wird erforderlich und
   - es wird eine Wohnung am Praxisstandort angemietet.
   - eine Wohnung ist in der zu erwerbenden Praxisimmobilie vorhanden.

Ändert sich Ihre Wohnsituation nicht, sind die bisherigen Kosten bekannt. Hierzu gehören Miete und Nebenkosten, Vereinsbeiträge, Lebenshaltungskosten etc. Hilfreich ist die Durchsicht der Kontoauszüge des letzten Jahres. Sofern Sie eine Wohnung am Praxisstandort mieten, müssen Sie die entsprechenden Kosten der neuen Wohnung herausfinden und in Ihre Planung einsetzen. Ist Ihr neuer Wohnraum hingegen in der Praxisimmobilie, die Sie kaufen möchten, können Sie anhand der Wohnfläche die Finanzierungskosten und die Nebenkosten heraus rechnen.

Im Anhang finden Sie eine Exceltabelle mit allen Ausgabearten (Anl. 5.8). Ergänzende Details finden Sie in Kapitel 13, »Tipps und Tricks«.

6 FINANZIERUNG

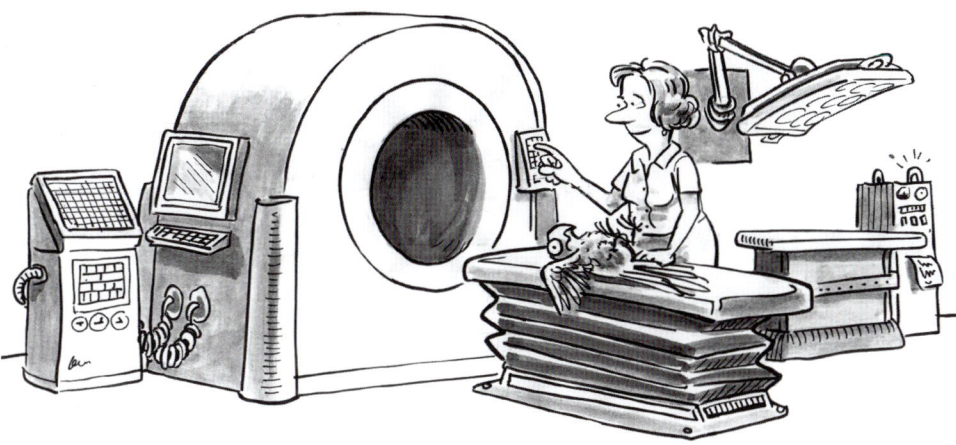

Für die Finanzierung Ihrer Praxis stehen Ihnen diverse Alternativen zur Wahl. Ihre Gesamtfinanzierung müssen Sie sehr sorgfältig planen, denn wir erinnern uns:

Hauptgrund für das Scheitern der Gründer sind Finanzierungsmängel!

Um überhaupt eine Wahl treffen zu können, müssen Sie zunächst den Finanzierungsbedarf sowie alle geplanten Investitionen ermitteln. Ein Einflussfaktor ist auch Ihre geplante Praxisorganisation, also wer wann die Rechnungen schreibt und sich um die Kontrolle des Geldeingangs kümmert. Je nach Ergebnis stehen Ihnen verschiedene Varianten zur Verfügung.

Für die Erstinvestitionen:
- Darlehensvarianten
  - Tilgungsdarlehen
  - Annuitätendarlehen
  - endfälliges Darlehen
- öffentliche Fördermittel
- Kauf, Miete, Leasing
- Lieferantenkredite

Für die Rechnungsstellung und das Debitorenmanagement:
- Factoring
- Verrechnung

6.1 Darlehensformen

Der erforderliche Kapitalbetrag wird bei Gewährung eines Darlehens von der Bank an Sie als Tierarzt ausgezahlt, in aller Regel unter Abzug eines Disagios (Bearbeitungsgebühr für die Abwicklung).

Die in bestimmten Intervallen zu leistenden Raten setzen sich bei einem **Tilgungsdarlehen** aus dem monatlich gleichbleibenden Tilgungsbetrag (Rückzahlung) sowie den sich verändernden Zinsen auf das gegebene Darlehen zusammen. Mit jeder gezahlten Rate reduzieren sich die Darlehenshöhe und damit auch der zu zahlende Zins. Ihre monatlichen Belastungen werden im Laufe der Gesamtlaufzeit immer geringer (Grafik 6.1).

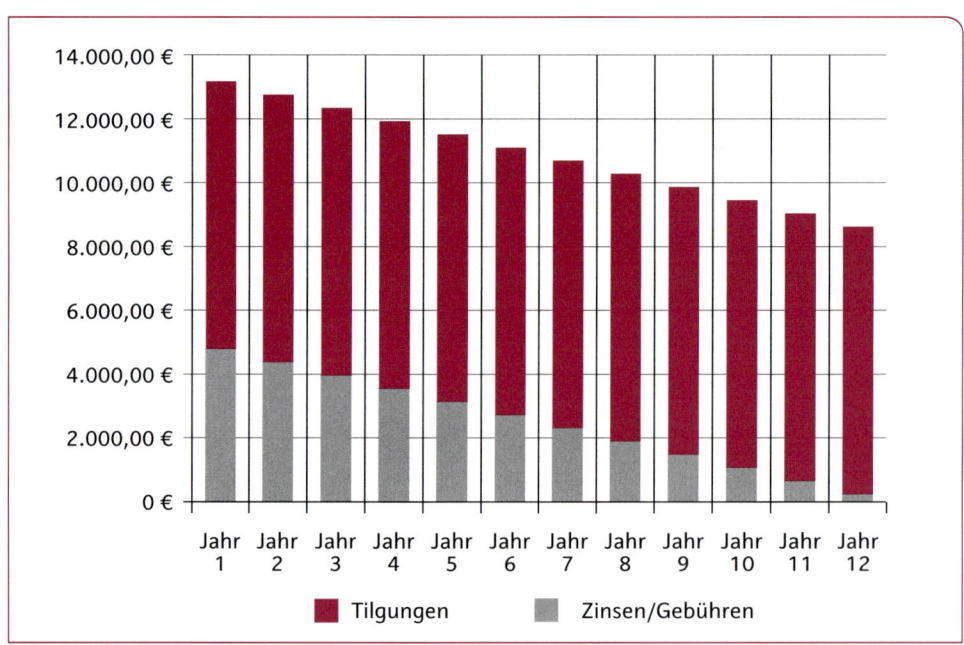

Grafik 6.1: Entwicklung der Raten bei einem Tilgungsdarlehen.

Beim **Annuitätendarlehen** wird eine gleichbleibende monatliche Rate vereinbart. Mit jeder gezahlten Rate erhöht sich der Anteil der Tilgung und der Zinsanteil verringert sich (Grafik 6.2).

Beim **endfälligen Darlehen** werden monatlich ausschließlich die Zinsen gezahlt, die sich durch den gleichbleibenden Darlehensbetrag auch nicht verändern. Die sonst zu leistende Tilgung wird angespart (häufig bei Versicherungslösungen zur Altersvorsorge).

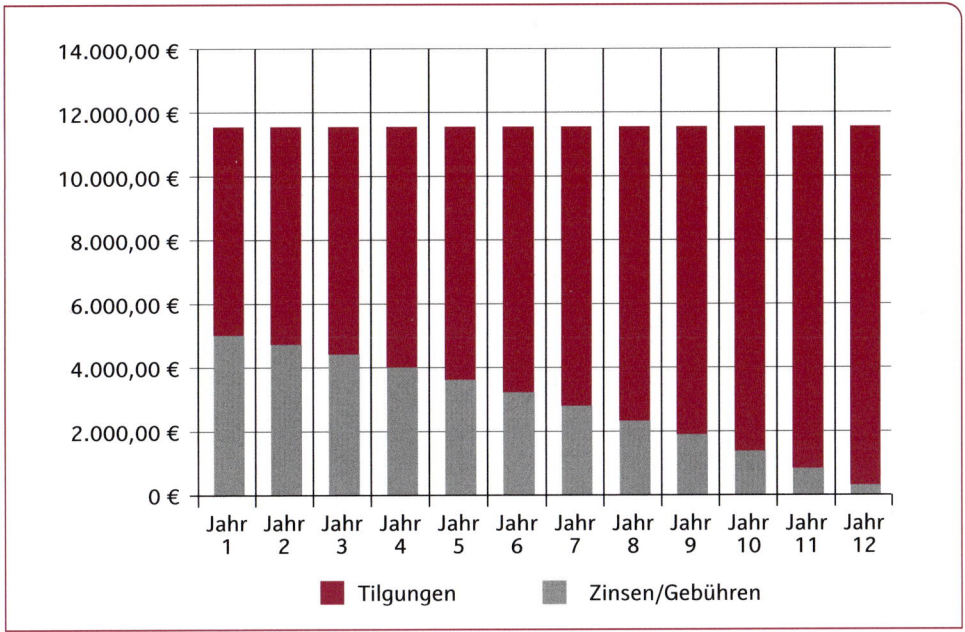

Grafik 6.2 Entwicklung der Raten bei einem Annuitätendarlehen.

Die gewählten Lösungen bewirken unterschiedliche Steuereffekte, die individuell an Ihre Situation sowie Ihre Wünsche anzupassen sind. Zinsen sind Praxisausgaben und mindern den Gewinn. Je höher der Zinsanteil, desto größer ist also die Steuerersparnis. Aber: Diese Aussage bezieht die betriebswirtschaftlichen Rahmenbedingungen nicht ein und darf deshalb nicht so isoliert stehen bleiben.

Annuitäten- und Tilgungsdarlehen werden auch mit einer anfänglichen **Tilgungsaussetzung** angeboten. Das ist besonders in der Gründungsphase von Vorteil. Zu Beginn brauchen zunächst nur Zinsleistungen erbracht zu werden, die Tilgung setzt dann später ein – meist erst nach zwei Jahren. Doch Vorsicht und bitte nicht vergessen: Irgendwann fangen die Tilgungen an!

Die Finanzierung muss zu Ihnen als Gründer passen. Sie müssen damit ruhig schlafen können!

6.2 Öffentliche Mittel

Für die Finanzierung der Gründung stehen Ihnen verschiedene Modelle zur Verfügung, die abhängig sind vom Bundesland der Gründung und den beabsichtigten Anschaffungen bzw. geplanten Aktivitäten. Bund, Länder und die Europäische Union unterstützen den Start in die Selbstständigkeit mit vielfältigen Förderprogrammen, wobei die Förderkriterien und Voraussetzungen sehr unterschiedlich sind. Belohnt wird Ihre Recherche im undurchsichtigen Förderdschungel in aller Regel mit günstigen Zinssätzen, langen Darlehenslaufzeiten und Alternativlösungen bei fehlendem Eigenkapital. Je nach beabsichtigter Aktivität sind auch so genannte verlorene Zuschüsse denkbar. Das heißt, bei Vorliegen bestimmter Voraussetzungen werden Ihnen Fördermittel gewährt, die nicht zurückgezahlt werden müssen, z. B. für die Schaffung neuer Arbeitsplätze.

Vermeiden Sie Finanzierungsfehler durch rechtzeitige Inanspruchnahme kompetenter Beratung. Sie finden diese unter anderem bei der KfW-Mittelstandsbank, der Apotheker- und Ärztebank als Ihrer Standesbank sowie natürlich bei den örtlichen Banken und Sparkassen.

Eine Liste nützlicher Links finden Sie im Anhang (Anl. 1.1).

6.3 Kauf, Miete, Leasing

Wer die Anschaffung von Anlagegütern oder den Standort plant, wird häufig mit der Frage konfrontiert: Möchten Sie mieten, kaufen oder sollen wir ein Leasingangebot unterbreiten?

Beim **Kauf** eines Wirtschaftsguts erwerben Sie Eigentum. Nutzen und Lasten (Werterhalt, Reparatur etc.) und auch die Gefahr des Untergangs (z. B. Zerstörung, Diebstahl) gehen auf Sie als Eigentümer über. Im Anlagenverzeichnis wird das Wirtschaftsgut (soweit es der Praxis dient) dem Eigentümer zugerechnet. Er hat die Berechtigung, es auf die betriebsgewöhnliche Nutzungsdauer abzuschreiben.

Bei einem **Mietvertrag** erwerben Sie als Mieter lediglich das Recht, den Mietgegenstand für die Dauer der vereinbarten Mietzeit vertragsgemäß zu nutzen. Für dieses Recht zahlen Sie ein Nutzungsentgelt. Das Wirtschaftsgut selbst bleibt im Eigentum des Vermieters. Die Mietkosten sind nur bedingt kalkulierbar, da Sie als Mieter in aller Regel für den vertragsgemäßen Erhalt der Mietsache verantwortlich sind.

Leasing ähnelt dem Kauf und ist eine Sonderform der entgeltlichen Gebrauchsüberlassung. Der Leasinggeber bleibt Eigentümer des Leasinggegenstands. Es gibt verschiedene Ausgestaltungsformen wie z. B. Finanzierungs-Leasing, Hersteller- oder Operating-Leasing. In aller Regel werden die Anschaffungskosten mit allen Nebenkosten und einem Gewinnzuschlag kalkuliert (Vollamortisationsverträge) und so die Leasingraten auf die Vertragslaufzeit kalkuliert. Der Vertrag ist in aller Regel während dieser Zeit unkündbar.

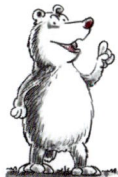

Ohne rechtzeitige Kündigung vor Ende der Laufzeit läuft der Vertrag fast immer mit denselben Raten weiter!

Die Vorteile des Leasings: In aller Regel ist beim Leasing der Leasinggeber verpflichtet, den Leasinggegenstand in einem vertragsgemäßen Zustand zu erhalten. Sie als Leasingnehmer arbeiten mit dem neuesten technischen Standard, da die Leasinggegenstände nach bestimmten Laufzeiten gegen Neugeräte ausgetauscht werden können. Die Kosten sind klar kalkulierbar, da in der Regel auch sämtliche Risiken durch die eingeschlossenen Versicherungen abgedeckt sind (z. B. digitales Röntgen).

Es gibt eine Reihe interessanter **Mischformen**, die hier nur kurz angesprochen werden sollen:
- Beim **Mietkauf** hat der Mieter das Recht, die Mietsache am Ende der Mietzeit käuflich zu erwerben. Die bis dahin gezahlten Mieten werden entweder ganz oder teilweise auf den Kaufpreis angerechnet.
- Beim **Kauf nach Leasing** hat der Leasingnehmer das Recht, sofern er das vorab vereinbart, den Leasinggegenstand nach Ablauf der Vertragslaufzeit gegen einen bei Vertragsabschluss bereits festgelegten Kaufpreis zu erwerben (z. B. Praxiswagen). Ohne vorherige Vereinbarung ist bei Vertragskündigung zwar auch der Erwerb möglich, allerdings bestimmt der Leasinggeber den dann gültigen Marktpreis.

Fazit: Je nach Wahl der Alternative sind Ihre Kosten und Verpflichtungen mehr oder weniger gut kalkulierbar. Die richtige Wahl hängt wesentlich vom Vertragsgegenstand und den betriebswirtschaftlichen Berechnungen ab. Eine isolierte Betrachtung ist nicht zielführend. Liquidität (ist Bargeld zum Kauf da oder soll das Bankkonto geschont werden?) und Rentabilität (lohnt sich die Anschaffung, werden genug Röntgenbilder angefertigt?) sind die beiden wesentlichen Eckpfeiler der Betrachtungen.

6.4 Lieferantenkredite

Eine weitere Form der Finanzierung ist der Lieferantenkredit. Hierbei werden bestellte Investitionsgüter oder Waren unter Inanspruchnahme besonderer Zahlungsziele bestellt.

Kurzfristige Lieferantenkredite werden in aller Regel bis zu maximal 90 Tage gewährt und sind dann in einer Summe ohne Inanspruchnahme von Skonti oder Nachlässen zurückzuzahlen.

Langfristige Lieferantenkredite dienen häufig der Beschaffung von Investitionsgütern wie z. B. Einrichtungen, Laborgeräten oder Ausrüstungen und sind häufig an Lieferverpflichtungen gekoppelt. Der Lieferant sichert sich damit über die Hingabe von bestimmten Geräten gleichzeitig den Absatz der für den Betrieb erforderlichen Verbrauchsgüter. Die Tilgung erfolgt entweder in einer Summe nach Ablauf der Vertragslaufzeit, ratierlich und/oder über Rabatte und Boni.

Tipp: Besonders für die Apothekenerstausstattung kann der Lieferantenkredit ein probates Mittel sein.

Es wird ein Grundstock aller wahrscheinlich notwendigen Medikamente (oder Futtermittel) bestellt, mit einem Zahlungsziel von zwei oder drei Monaten. Bis zum Ablauf dieser Frist können nicht verbrauchte Medikamente zurückgegeben, der Rest kann sofort bezahlt werden, da dem Rechnungsbetrag auch die Einnahme gegenüber steht. Mit dieser Methode vermeiden Sie »Ladenhüter« und schonen gleichzeitig Ihre Finanzmittel.

6.5 Debitorenmanagement

Für Ihre Rechnungsstellung und das Debitorenmanagement bedeutsam sind zwei weitere »Finanzierungsarten«, wobei das Wort »Finanzierung« in diesem Kontext irreführend sein kann. Grundsätzlich geht es um Ihren Umgang mit Forderungen gegenüber den Tierhaltern. Optimal ist es, wenn die Tiermedizinische Fachangestellte sofort nach Abschluss der Behandlung oder Abgabe von Medikamenten und Futtermitteln die Rechnung erstellt und den Rechnungsbetrag bar oder per Electronic Cash (mit Geheimnummer) vereinnahmt.

Dieser Idealfall spiegelt leider nicht immer den Praxisalltag wider. Häufig kann der Tierhalter den Betrag nicht sofort entrichten und möchte später oder in Raten bezahlen. Denkbar ist auch, dass der Tierhalter die Auskunft über seine wahren Verhältnisse verschleiert und bei Vorlage der Rechnung nicht zahlen kann. Helfen kann Ihnen hier ein verpflichtendes Dokument, das der Tierbesitzer vor der Behandlung ausfüllt und unterzeichnet (Anl. 6.1).

In der Alltagsroutine kosten das Nachhalten offener Forderungen und das Mahnwesen viel Zeit und Geld. Auswege bieten das Factoring und die Verrechnung, wobei die Begriffe auch in Fachkreisen oft vermischt werden.

6.5.1 Factoring

Beim Factoring werden die Forderungen in voller Höhe an das Factoringunternehmen verkauft. Hat die vor der Behandlung per EDV abgefragte Bonität »grünes Licht« gezeigt, ist das Factoringunternehmen Eigentümer der Forderung geworden und muss für den möglichen Totalausfall selbst eintreten. Sie als Veräußerer der Forderung erhalten binnen 36 Stunden den vollen Gegenwert der Rechnung als Gutschrift auf Ihrem Konto, unabhängig davon, wann Ihr Tierhalter tatsächlich zahlt. Für dieses Leistungspaket entrichten Sie eine bestimmte Gebühr in Abhängigkeit von der Umsatzgröße. Die Höhe der Gebühr können Sie durch ein Auf- oder Abstocken des möglichen Leistungsspektrums beeinflussen (z. B. Zufluss des Rechnungsbetrags nach 36 Stunden oder 14 Tagen, Service der Ratenzahlungsmöglichkeit für Tierhalter 6 oder 12 Monate etc.).

Die gesamte Fakturierung (Ausdruck und Versand der Rechnungen, Nachhalten der Zahlung, Mahnwesen) ist ausgelagert. Betriebswirtschaftlich gesehen ersetzt der Einsatz eines Factoringunternehmens eine Bürokraft bzw. die Bank. Die branchenüblichen Softwareanbieter unterstützen diese Lösung. Ihre Rechnungsdaten werden elektronisch übertragen, ein Postversand von Disketten oder Papier entfällt.

6.5.2 Verrechnung (unechtes Factoring)

Bei der Verrechnung – als unechtes Factoring bezeichnet und deshalb häufig mit dem echten Factoring verwechselt – wird das Debitorenmanagement ebenfalls ausgelagert und einer Verrechnungsstelle übergeben.

Wichtiger Unterschied hierbei ist, dass das Risiko des Ausfalls oder der Spätzahlung bei Ihnen als Tierarzt verbleibt (die Ampel zeigt »rot«). Haben Sie Abschlagszahlungen seitens der Verrechnungsstelle vereinbart und erhalten, wird bei Ausfall einer Forderung Ihr Konto wieder belastet. Die Gebühr für diese Leistung ist ebenfalls beeinflussbar, z. B. durch die Höhe von Abschlagszahlungen auf eingereichte Rechnungen.

Auch bei dieser Alternative wird der Aufwand des Forderungsmanagements gegen Gebühr ausgelagert und der praxisinterne Bürokratieaufwand gemindert. Die branchenüblichen Softwareanbieter unterstützen eine solche Lösung, wobei einige Verrechnungsstellen spezielle Software entwickelt haben und den Tierärzten Hard- und Praxissoftware gegen eine Monatsgebühr gleich mit anbieten.

6.6 Einfluss der Finanzierungsart auf Ihr Rating

Alle ausgeführten Finanzierungsalternativen haben in irgendeiner Form Einfluss auf die Ratingkriterien nach Basel II, also die Einschätzung der Banken, wie kreditwürdig Ihre Praxis ist. Nach Basel II wird beurteilt, ob Sie in einem überschaubaren Zeitraum von etwa einem Jahr in der Lage sein werden, Ihren Kredit- und sonstigen Zahlungsverpflichtungen vollumfänglich nachzukommen. Je nach Bonitätsurteil beeinflusst dies Ihre Zinskonditionen bzw. Ihre Kreditwürdigkeit überhaupt.

Ist das Forderungsrisiko durch ein funktionierendes Debitorenmanagement ausgeschaltet, rücken Sie in der Bonitätsskala nach oben. Kommen Sie Ihren Verpflichtungen pünktlich und ohne unvorhergesehene Überschreitung vereinbarter Kreditlinien nach, sammeln Sie weitere Pluspunkte. Existiert eine Praxisplanung und stimmen die Plandaten mit den tatsächlichen betriebswirtschaftlichen Auswertungen überein, so ist alles Wesentliche für ein gutes Ratingurteil getan.

Treten dann unvorhergesehene Schwierigkeiten auf und Sie sind auf Hilfe angewiesen, können Sie sicherlich auch auf Ihre Bank zählen. Nur wer von seiner Bank zitiert und dann nach dem Gespräch mit einem Aufgabenkatalog nach Hause geschickt wird, hat schlechte Karten. Wichtig sind Offenheit im Umgang mit schwierigen Situationen und stetige Kommunikation mit den Kreditgebern. Und noch etwas: Jedes Finanzierungsmodell muss auf die eigene Praxis und Situation zugeschnitten werden.

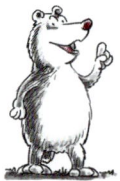

Wählen Sie deshalb nur Finanzierungsvarianten, die Sie auch verstehen!

Sofern Sie schon die Grundprinzipien Ihrer »individualoptimierten« Lösung nicht nachvollziehen können, verzichten Sie besser auf die letzte Ersparnis, schlafen dafür aber deutlich besser.

7 PRAXISÜBERNAHME ODER ANTEILSKAUF

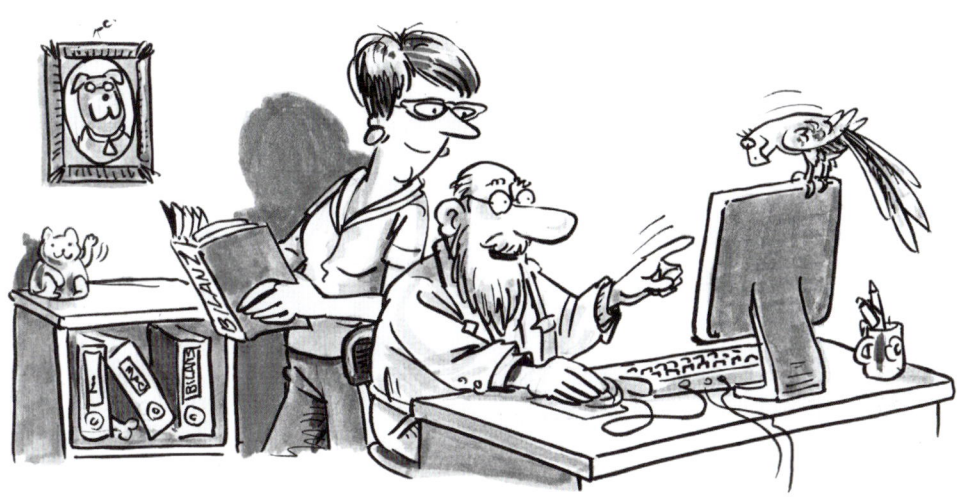

Ähnlich wie bei einer Neugründung ist das Vorgehen bei einer Praxisübernahme oder einem Anteilskauf. Geschäftsidee, Dienstleistungsspektrum und Konkurrenzsituation sind wichtige Faktoren, die den Wert der Praxis bzw. des Anteils erheblich positiv wie negativ beeinflussen können.

Für beide Alternativen gilt: Akzeptieren Sie keinen Zeitdruck. Fordern Sie alle Unterlagen an und analysieren Sie sie in Ruhe bzw. lassen Sie sie analysieren.

7.1 Was ist die Praxis oder der Anteil wert?

Der Altinhaber der Praxis wird in den meisten Fällen eine Gegenleistung in Geld für die Überlassung der Praxis oder eines Anteils davon verlangen. Wenn Sie kaufen möchten, sollten Sie den verlangten Kaufpreis in zwei Schritten beurteilen:

7.1.1 Objektiver Praxiswert

Es gibt unterschiedliche Methoden zur Ermittlung eines Praxiswerts. Der Praxisabgeber wird häufig aus eigenem Interesse einen solchen Wert ermitteln bzw. ermitteln lassen, damit eine Basis für Kaufpreisverhandlungen vorhanden ist.

Die Bewertungen werden aus den vorhandenen Zahlen abgeleitet (aktuelle betriebswirtschaftliche Zahlen und Gewinnermittlungen der letzten drei Jahre mit Anlagenverzeichnis) und beinhalten vernünftigerweise eine Zukunftsprognose. Schließlich stellt eine objektive Bewertung auf einen gedachten Käufer ab und damit auf die Übertragbarkeit von Gewinnchancen.

Deshalb gelten zwei wesentliche Grundsätze:
- Überlassen Sie die Wertermittlung einem Experten.
- Es gelten nur die in der Gewinnermittlung vorhandenen Umsatz- und Gewinnangaben! Akzeptieren Sie keine »Nebenrechnungen«.

Der so ermittelte objektive Wert sollte das Höchstgebot bei den Kaufpreisverhandlungen darstellen.

7.1.2 Subjektiver Praxiswert

In einem zweiten Schritt wird geprüft, ob die Praxis auch für Sie als Käufer diesen ermittelten Wert besitzt. Der Rinderpraktiker wird keine Kleintierpraxis kaufen, um das Rindergeschäft dann daraus zu betreiben. Der klassische Schulmediziner wird keine naturheilkundliche Praxis übernehmen. Der Tierarzt mit breit gefächertem Leistungsspektrum wird keine Überweisungspraxis für Neurochirurgie profitabel betreiben können.

7.1.3 Ist der Wert existenzsichernd?

Die nächste Frage lautet: wirft die Praxis für Sie als Übernehmer oder Anteilskäufer einen ausreichenden Gewinn ab? Sollte der zu erwartende Gewinn bzw. Gewinnanteil der Praxis gerade einmal für Ihr Auskommen sorgen, bleibt zunächst kein Raum für einen Kaufpreis.

Bietet die Praxis Ihnen Entwicklungschancen? Wenn ja, sollten Sie die Praxisübernahme respektive den Anteilskauf einer Neugründung rechnerisch gegenüberstellen.

Zunächst wird dazu ein zum Bestreiten Ihres Lebensunterhalts **notwendiger Gewinn** ermittelt. Hierzu werden die Kosten Ihres Lebensunterhalts, wie Miete und Nebenkosten, Kleidung, Lebensmittel, private Versicherungen, Beiträge an Vereine, Beiträge an das Versorgungswerk, Krankenkassenbeiträge und sonstige Haushaltsausgaben ermittelt sowie die Einkommen- und Kirchensteuerbelastung.

Einen Anhaltspunkt zur Berechnung des notwendigen Gewinns bietet – mit gewissen Einschränkungen – der bisher erzielte (auskömmliche) Nettolohn. Dieser notwendige Gewinn ist der Ausgangspunkt für Ihre weiteren Überlegungen.

Rechenbeispiel

Es ist ein objektiver Praxiswert von 150.000 Euro gutachterlich festgestellt worden. Dabei ist Bestandteil des Gutachtens, dass zukünftig von erzielbaren Gewinnen in Höhe von 75.000 Euro ausgegangen werden kann.

Der kaufinteressierte Tierarzt (verheiratet, zwei Kinder) benötigt einen Grundgewinn von 70.000 Euro, um seinen Lebensunterhalt zu bestreiten.

Damit steht zur Begleichung des Kaufpreises ein Jahresgewinn von 5.000 Euro zur Verfügung. Der Kaufpreis soll mit einem Tilgungsdarlehen über die Laufzeit von zehn Jahren und einem Zins von 5 % finanziert werden.

Aus diesen Rahmendaten resultiert ein höchstens mögliches Finanzierungsvolumen von 40.000 Euro (4.000 Euro Jahrestilgung zzgl. durchschnittliche Zinsbelastung von 1.000 Euro).

Diese 40.000 Euro stellen damit das individuelle Limit für die Beispielpraxis dar. Mehr kann nicht finanziert werden! Sofern der Praxisinhaber seine Forderung in Höhe des gutachterlichen Werts aufrecht erhält, sollte sinnvollerweise von dem Kauf Abstand genommen werden. Auch ein so genannter Kompromiss – man einigt sich auf den Mittelwert von 95.000 Euro – würde nicht weiterhelfen. Bei diesem Kompromiss würde der Verkäufer auf den Betrag von 55.000 Euro verzichten, der Erwerber aber 55.000 Euro mehr ausgeben, als er finanzieren kann.

Ausnahme: Der Käufer kann den gutachterlich ermittelten Gewinn von 75.000 Euro nachhaltig übertreffen. Dies ist z. B. denkbar bei Umsatzsteigerungen durch weitere Angebote (bestimmte Operationen oder Behandlungsmethoden, die der Altinhaber nicht angeboten hat). Allerdings wird hier ein Preis gezahlt, dessen Gegenwert aus der künftigen Leistungsfähigkeit des Käufers resultiert!

In Fällen, in denen der Kaufpreis oberhalb des subjektiven Werts liegt, sollten Sie dem Angebot alternativ die Neugründung oder den Kauf einer anderen Praxis gegenüberstellen.

Tipp: Es ist taktisch klug, die unbequemen Einwürfe neutralen Verhandlungsführern (wie Steuerberatern, Rechtsanwälten oder Unternehmensberatern) zu überlassen! Sie als Käufer gefährden dann nicht die Zeit und die Zusammenarbeit mit dem Verkäufer nach erfolgreichem Kaufabschluss. Denn bei Leitung der Vertragsverhandlungen durch einen neutralen Verhandlungsführer wird nicht der Käufer, sondern dessen Berater in schlechter Erinnerung behalten.

Fazit: Die Zahlung eines zu hohen Kaufpreises kann die Selbstständigkeit über einen erheblichen Zeitraum beeinträchtigen! Sie sind nicht für die Altersversorgung des Altinhabers zuständig. Dem zu erwartenden Ausspruch »das Geld benötige ich aber« sollten Sie daher gelassen entgegensehen.

7.2   Besonderheiten bei einer Betriebsübernahme

Grundsätzlich gilt: kein Vertrag muss übernommen werden oder geht automatisch über. Oft wird aus Vereinfachungsgründen zwar das Angebot der bisherigen Vermieter, Leasinggeber oder anderen Vertragspartner angenommen, eine Verpflichtung dazu haben Sie allerdings nicht, sofern nichts Anderweitiges vertraglich vereinbart wurde.

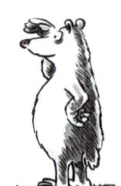

Eine Besonderheit für den Mitarbeiterstamm regelt § 613a BGB (Rechte und Pflichten bei Betriebsübergang). Dies hat durchaus Konsequenzen bei missliebigen Angestellten, die Sie lieber nicht übernehmen möchten oder bei Mitarbeitern, die nach einer Praxisübernahme aus dem Mutterschutz oder der Elternzeit bei Ihnen auftauchen. Daher gilt: alle Vertragsverhältnisse der Mitarbeiter sind aufzudecken. Hier hilft der kundige Jurist.

Sobald Sie juristisch gewappnet die Rechtslage kennen, sollten Sie den Mitarbeiterstamm genau durchleuchten:

Der Praxisabgeber hat meist ein persönliches Interesse daran, dass Sie alle Mitarbeiter übernehmen. Dieses Verhalten ist im Mittelstand weit verbreitet und grundsätzlich auch sympathisch. Der Verkäufer möchte seine liebgewonnenen Schäfchen weiter in guten Händen wissen. Ihre Existenz hängt aber von dem gesamten Umfeld ab, in dem Mitarbeiter eine sehr wichtige Rolle spielen. Es ist unabdingbar, dass Sie sich selbst ein umfassendes Bild machen und nicht nur auf die Beschreibung des Kollegen vertrauen.

Sie sollten sich fragen: Passen die Mitarbeiter zu mir und meiner Praxisphilosophie? Allzu resolute Fachangestellte, die keinen Hehl daraus machen, die Arbeitsweise der letzten 20 Jahre weiter durchsetzen zu wollen und keine Änderung wünschen, können für einen jungen Praxisübernehmer zum Problemfall werden.

Möchten die Mitarbeiter überhaupt mit Ihnen arbeiten? So mancher ist überrascht, wenn die Seele der Praxis nach Unterzeichnung des Kaufvertrags verkündet, mit dem Inhaber dann auch in den Ruhestand gehen zu wollen.

7.3 Besonderheiten beim Anteilskauf

7.3.1 Anteilsübernahme oder Neuanteil

Die Übernahme eines Anteils in einer Gemeinschaftspraxis gibt es in zwei Varianten. Die **erste Variante** ist: Ein Tierarzt scheidet aus und Sie erwerben den Anteil. Hier verhandeln Sie mit zwei Gruppen: Zum einen ist die Zusammenarbeit mit den verbleibenden Kollegen zu klären. Wie war die Arbeitsteilung, welche Aufgaben hatte der ausscheidende Tierarzt? Können und wollen Sie diese Bereiche übernehmen oder ist gegebenenfalls eine Neuverteilung nötig? So manch jungem Arzt werden bei solcher Gelegenheit die nicht ganz so beliebten Tätigkeitsfelder aufgeladen (z. B. die Betreuung der EDV). Hier ist neben Fingerspitzengefühl auch Durchsetzungsvermögen gefordert. Bedenken Sie, dass solche Festlegungen meist für einen langen Zeitraum vorgenommen werden, Sie demnach mit dem Zustand im Zweifel in Rente gehen. Zum anderen werden Sie sich mit dem ausscheidenden Kollegen auf einen Kaufpreis und dessen Zahlung einigen müssen. Zur Wahrung des Burgfriedens werden sich die Kollegen in diesen Sachverhalt nicht mit einmischen. Da Sie allerdings im Zweifel den Anteilskauf finanzieren müssen, ist es existenziell wichtig, die daraus resultierende Belastung mit den Kollegen abzustimmen. Schließlich werden Sie die Rückzahlung des Kaufpreisdarlehens mit Entnahmen aus der Kasse der Gemeinschaftspraxis leisten. Dies ist unbedingt im Vorfeld zu vereinbaren.

Die **zweite Variante** ist: Sie ergänzen eine bestehende Gemeinschaftspraxis oder gründen mit einem in Einzelpraxis niedergelassenen Tierarzt eine Gemeinschaftspraxis. Hier kämpfen Sie nicht an zwei Fronten, sondern haben es »nur« mit einem Vertragspartner zu tun. Je nach Vorliebe der Vertragspartner (insbesondere steuerlich) ist die Beteiligung in zwei Alternativen denkbar.

Beispiel: Eine Gemeinschaftspraxis mit bisher zwei Inhabern hat einen Wert von 300.000 Euro. Sie sollen mit einem Drittel beteiligt werden:
- Alternative 1: Sie zahlen den beiden Praxisinhabern jeweils 50.000 Euro und wenden damit insgesamt 100.000 Euro auf (= ⅓ des Wertes). Die beiden Altinhaber haben das Geld nach Erhalt zu versteuern.
- Alternative 2: Die beiden Altinhaber möchten das Finanzamt nicht zu reich machen und vereinbaren daher mit Ihnen eine kapitalerhöhende Beteiligung. Das bedeutet, Sie zahlen das Geld nicht an die beiden Inhaber, sondern investieren direkt in die Praxis. Sie zahlen damit gleichzeitig zu einem Drittel an sich selbst. Bei dieser Lösung haben Sie dann allerdings kapitalerhöhend 150.000 Euro aufzubringen (Wert der Praxis ist vor Ihrer Beteiligung 300.000 Euro; Sie bringen weiteres Kapital erhöhend ein).

Die Altinhaber haben dann keinen Veräußerungsgewinn zu versteuern. Sie aber haben einen höheren Finanzierungsbedarf und müssen eine Bank von der Notwendigkeit einer größeren Darlehenssumme überzeugen.

7.3.2 Praxisräume

Häufig anzutreffen bei einem Einstieg in eine Einzelpraxis (zur Gründung einer Gemeinschaftspraxis) oder Einstieg in eine bestehende Gemeinschaftspraxis ist, dass der eintretende Tierarzt sich nicht an allen Vermögenspositionen beteiligt.

Beispiel: Frau Dr. Vogel möchte eine Gemeinschaftspraxis mit Herrn Dr. Wolf gründen. Dr. Wolf betreibt eine Kleintierpraxis in einer ihm gehörenden Immobilie. Die Immobilie ist vollständig bezahlt und hat einen Wert von 250.000 Euro. Die Praxis (ohne Immobilie) hat einen Wert von 150.000 Euro. Frau Dr. Vogel hat mit ihrer Bank gesprochen. Diese ist bereit, die Hälfte der Praxis in Höhe von 75.000 Euro zu finanzieren. Dr. Wolf möchte auch nur diese Hälfte veräußern, die Immobilie möchte er weiter allein behalten. Eine solche Vereinbarung kann auch steuerlich wirksam geschlossen werden und führt dann zu einem so genannten Sonderbetriebsvermögen von Dr. Wolf.

Schön für Frau Dr. Vogel ist, dass sie die Immobilie nicht auch zur Hälfte zahlen muss, also kein weiteres Darlehen in Höhe von 125.000 Euro (halber Wert der Immobilie) aufzunehmen hat. Allerdings wird Dr. Wolf die Praxisräume nicht kostenfrei zur Verfügung stellen. Daher wird er mit der Gemeinschaftspraxis einen Mietvertrag abschließen und ein Entgelt fordern.

Hier ist dringend darauf zu achten, dass der Mietvertrag klar und fair abgefasst wird und die Miethöhe sich an den tatsächlichen Verhältnissen am Markt ausrichtet. Ansonsten kann es bei den Beteiligten zu Missstimmungen kommen.

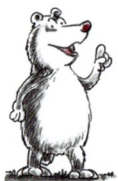

Auf jedem Fall sollten Sie einen solchen Sachverhalt bei den Vertragsgestaltungen im Vorfeld regeln. Verlassen Sie sich hier nicht auf den Hinweis, »dass man sich da dann schon irgendwie einigen werde«.

8 VERTRÄGE

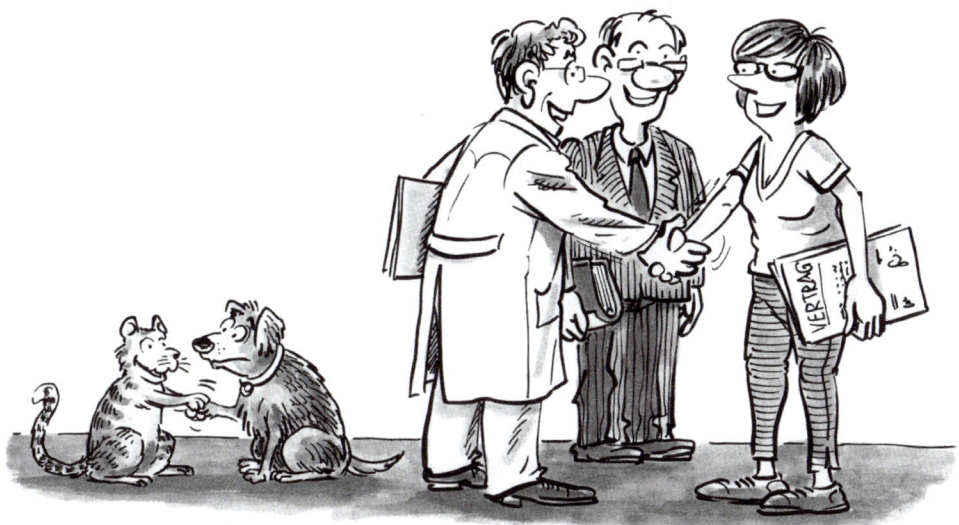

In der Praxis trifft man leider ab und an auf Tierärzte, die Kosten sparen möchten und meinen, auf professionelle Verträge verzichten zu können. Dieser Irrtum kann teuer werden und auch die Existenz kosten!

Das Wort »Vertrag« kommt von vertragen. Es ist ein Dokument, in dem zwei oder mehr Vertragspartner sich freiwillig verpflichten, bestimmte Leistungen zu erbringen oder etwas zu tun oder zu unterlassen. Ein guter Vertrag regelt alle denkbaren Lebenssituationen, alle Rechte und Pflichten und bleibt im Idealfall nach Unterzeichnung in der Schublade. Das kann er aber nur dann, wenn über alles Wichtige nachgedacht und die individuelle Situation berücksichtigt wurde.

Musterverträge können niemals eine individualvertragliche Regelung ersetzen, sondern sind höchstens Anhaltspunkt, um sich über die eigene Situation klar zu werden.

Wer regelmäßig mit Menschen umgeht weiß, dass fehlende Kommunikation die Hauptursache für Streitigkeiten ist. Jeder belegt Begriffe mit einer eigenen Definition oder hat ein anderes Selbstverständnis für bestimmte Abläufe. Gut nachvollziehen kann man es bei zwei Kollegen, die sich zusammentun und plötzlich über Ihren Medikamenteneinkauf wundern: Jeder hat andere Vorlieben, aber eine Gegenüberstellung vorab hat niemand in Betracht gezogen.

Solche Punkte sollten Sie unter fachkompetenter Begleitung eines spezialisierten Juristen und eines Steuerberaters miteinander abgleichen und schriftlich fixieren. Sonst werden Praxiskaufverträge, Gemeinschaftspraxisverträge, Mietverträge etc. zu einer Tummelwiese für juristische Streitigkeiten und Debatten mit dem Finanzamt. Bei unzureichend oder sachwidrig formulierten Verträgen greifen nämlich die gesetzlichen Regelungen, und diese sind in aller Regel so nicht gewünscht. Auch das Ausforschen des Gewollten kann schwierig werden – und teuer.

Wenn Sie anspruchsvolle Dienstleistungen gegenüber den Patienten mit einer gut ausgestatteten Praxis anbieten wollen, dürfen Sie nicht an Basics sparen. Wer anfangs spart, zahlt später oft mehrfach drauf. Auch Sie richten Ihre Praxis individuell ein und statten sie nach Ihren Bedürfnissen aus – und nicht nach »Schema F«!

8.1 Mietvertrag

Der Mietvertrag ist die Basis für Ihre freiberufliche Existenz. Standort, Ausstattung und Lage sind ein wesentlicher Erfolgsfaktor. Deshalb muss dieser Vertrag Sie schützen, was Vertragslaufzeit, Regelungen bei Berufsunfähigkeit, Erlaubnis für ein Untermietverhältnis oder Einzug eines Mitbewerbers in das Nachbarhaus desselben Vermieters betrifft.

Praxiserweiterung und Zusammenschluss mit einem Kollegen und Gründung einer Gemeinschaftspraxis dürfen nicht von der Zustimmung des Vermieters abhängen. Auch für bauliche Veränderungen ist eine Regelung zu treffen und das Verhalten bei einer möglichen Vertragsbeendigung durch Mietablauf oder Sonderkündigungsrechte zu regeln, z. B.: Müssen eingezogen Wände zurückgebaut werden oder nicht? Ist für Umbauten ein Wertausgleich zu zahlen? Mietzins, Nebenkosten und Wertsicherungsklausel (für künftige Mieterhöhungen) sind weitere Punkte, die Sie schriftlich fixieren müssen, ebenso wie die Themen Instandhaltungsaufwand (wer zahlt was) und das Recht zur Anbringung von Praxis- und/oder Hinweisschildern. Auch die Nutzung einer kleinen Außenfläche für die aufgeregten Vierbeiner sollte idealerweise geregelt werden, um das Mietumfeld nicht zu verärgern.

8.1.1 Umnutzung

Wenn Sie eine Praxis in einem Gewerbegebiet oder Mischgebiet anmieten, müssen Sie außerdem die behördlichen Vorschriften beachten. Sie müssen beispielsweise Anträge auf Umnutzung stellen, wenn die Räumlichkeiten vorher nicht von einem Tierarzt genutzt wurden. Sind Gewerbegebiete ausgewiesen, kann einem Tierarzt als Freiberufler die Niederlassung verwehrt werden! Die Apotheke ist zwar ein Gewerbe, wird aber von der Baubehörde nicht unbedingt als Ausweichlösung akzeptiert.

Weiterhin müssen Sie die Vorgaben der Röntgenverordnung beachten, die ordnungsgemäße Lagerung von Arzneimitteln gewährleisten, die Vorschriften zur Entsorgung von Tierkörperabfällen einhalten und so weiter.

Es versteht sich von selbst, dass der Mietvertrag diese **Vorbehalte** als Rücktrittsmöglichkeit enthalten muss. Andernfalls ist der Vertrag zwar gültig und Sie müssen den Mietzins entrichten, können aber keine Praxis in dem Gebäude führen, die Ihnen Einnahmen bringt.

8.1.2 Finanzierungsvorbehalt

Fast jeder Gründer ist auf Fremdmittel zur Finanzierung der Gründung angewiesen. Deshalb müssen Sie zwingend einen Finanzierungsvorbehalt in den Vertrag aufnehmen, um nicht bei abgelehntem Kredit trotzdem die Miete für die nächsten fünf oder zehn Jahre ausgeben zu müssen.

8.2 Arbeitsverträge

Mit der Praxisgründung wird in aller Regel eine erste Aushilfe eingestellt, später weitere Tiermedizinische Fachangestellte oder Tierärzte. Für jedes Arbeitsverhältnis müssen Sie folgende Rahmenbedingungen regeln, um Missverständnissen vorzubeugen:
- Arbeitsbeginn und -ende
- Dauer des Beschäftigungsverhältnisses
- Probezeit
- Gehalt
- Urlaub, Urlaubswünsche (Wollen alle Mitarbeiter in den Sommerferien Urlaub machen?)
- Ort der Arbeitsleistung
- Nebentätigkeiten (erlaubt oder nicht?)
- Fortbildung (Wer zahlt? Wird dazu freigestellt oder muss Urlaub genommen werden?)
- Beendigung des Arbeitsverhältnisses und Kündigungsfristen
- Wettbewerbsklausel etc.

Für fehlende Vereinbarungen greifen die gesetzlichen Normen, die nicht immer wünschenswert und gewollt sind!

Regelungsbedürftig sind insbesondere Arbeitsverträge mit nahen Angehörigen. Einerseits kann das Finanzamt den Fremdvergleich und die Ernsthaftigkeit eines solchen Vertrags anzweifeln (Auf welches Konto wird gezahlt? Werden 13 Gehälter und Sonderzuwendungen allen Angestellten oder nur dem nahen Angehörigen gewährt?). Argwohn wird es insbesondere bei Aushilfsverträgen geben (Hat die Aushilfe einen weiteren Minijob?).

Andererseits ist im Fall einer Trennung vom Ehegatten zu beachten, dass langjährige Beschäftigungsverhältnisse mit hohen Gehältern zu teuren Abfindungsansprüchen führen können. Dies ist besonders ärgerlich, wenn der Partner »nur auf dem Papier« angestellt war.

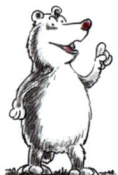

In jedem Fall gilt: Arbeitsverträge schriftlich vereinbaren und Musterverträge nur als Richtschnur nehmen! Die einzige Ausnahme sind Ausbildungsverträge der Tierärztekammern.

8.3 Gesellschaftsverträge

Wenn Sie eine Praxis übernehmen, sich mit einem Kollegen zusammentun oder als weiterer Kollege in eine bestehende Gemeinschaft eintreten, müssen Sie eine Fülle von Fallstricken beachten.

So gilt für den Praxiskauf grundsätzlich, dass der Käufer in alle Rechte und Pflichten des Praxisabgebers eintritt. Damit werden alle Arbeitsverhältnisse übernommen (mit evtl. vereinbarten Sonderregelungen, langen Kündigungsfristen bei altgedienten Mitarbeitern etc.). Mietverträge gehen über, sofern der Mietvertrag diese Situation regelt oder der Vermieter zustimmt. Sonstige Pacht- und Leasingverträge werden übernommen. Auch das Finanzamt nimmt den neuen Praxisinhaber gern, hat es doch für Altschulden aus Lohn- und Umsatzsteuer gegebenenfalls einen weiteren Schuldner, den es belasten kann.

Die Konsequenzen sind ähnlich, wenn Sie in eine bestehende Gemeinschaftspraxis eintreten. Oft bietet der Eintritt eines weiteren Gesellschafters die Gelegenheit, den alten Vertrag zu überarbeiten und an die aktuellen Verhältnisse anzupassen.

Beim Zusammenschluss von einzelnen Tierärzten zu einer Gemeinschaftspraxis gibt es diese Verflechtungen nicht, allerdings kommen hier eventuell andere Abhängigkeiten zum Tragen wie gewollter oder nicht gewollter Eintritt in bestehende Verträge, die die einzelnen Tierärzte abgeschlossen hatten und die jetzt von der Gemeinschaftspraxis weitergeführt werden (müssen).

Allen Kooperationen ist gemein, dass das Arbeiten miteinander – der gemeinsame Umgang, die Vergütung von Sonderleistungen, Nebentätigkeiten, das Abrechnungsverhalten (Gebührensatz), Abwesenheitszeiten, Verhalten bei längerer Krankheit oder Berufsunfähigkeit, familiäre Besonderheiten etc. – in seiner Vielfalt geregelt werden muss.

Diese Verträge sind daneben auch Basis für die steuerliche Beurteilung bestimmter Aufwendungen und Zuordnung zum Praxisvermögen oder Sondervermögen einzelner Gesellschafter (Zahlt die Praxis die Fortbildung oder jeder Tierarzt selbst? Bis zu welcher Höhe? Wer zahlt die Fachliteratur? …).

8.4 Vorbehalte

Allen Verträgen ist gemein, dass sie unter dem Vorbehalt der Finanzierung oder anderen Vorbehalten stehen müssen, wenn sie sich gegenseitig bedingen oder voneinander abhängen.

9 DER GANG ZU DEN BEHÖRDEN

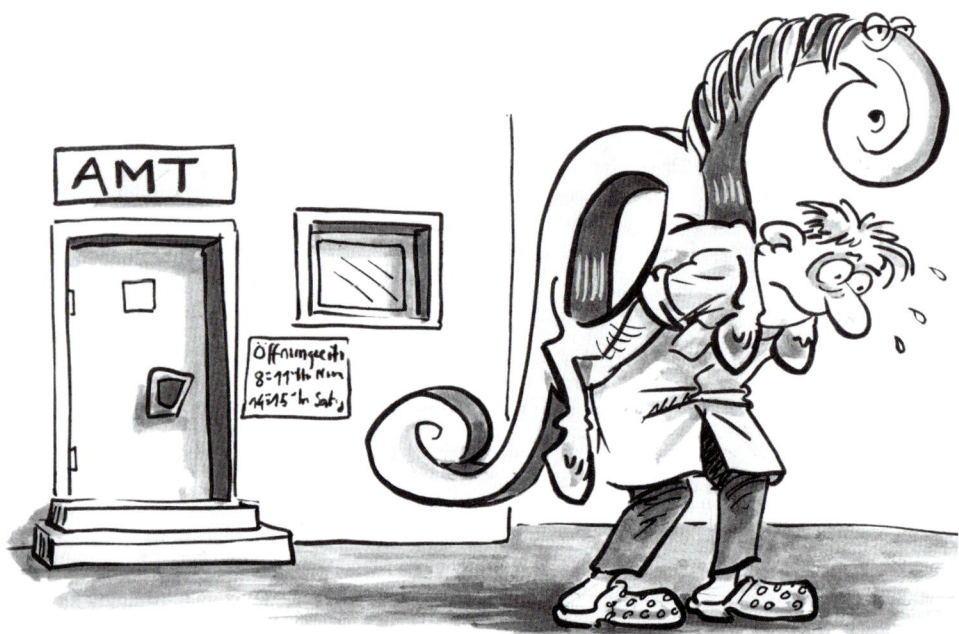

Mit der Wahl des Standorts und der Niederlassung beginnt für Sie der Behördenmarathon. Es gilt, eine Reihe von Formalitäten zu erfüllen. Hierbei müssen Sie unterscheiden zwischen Anzeige- und Genehmigungspflichten:
- Bei der Anzeigepflicht besteht lediglich eine Auflage, der zuständigen Behörde einen Sachverhalt mitzuteilen.
- Besteht Genehmigungspflicht, ist vor Beginn der Tätigkeit die Erlaubnis der Behörde abzuwarten.

9.1 Standesrecht

Nach der Berufsordnung der jeweiligen Tierärztekammer, die an die Musterberufsordnung der Bundestierärztekammer angelehnt ist, müssen Sie Ort und Zeitpunkt der Niederlassung der örtlich zuständigen Tierärztekammer anzeigen.

9.2 Berufsrecht

Beabsichtigen Sie, eine tierärztliche **Hausapotheke** zu betreiben, müssen Sie dies der »zuständigen Behörde« anzeigen. Die Zuständigkeit ist bundesweit leider nicht einheitlich geregelt. Je nach Bundesland sind die Bezirksregierung/der Regierungspräsident oder die Veterinärämter zuständig. Auskunft geben Ihnen die Behörden.

Die Teilnahme am **Betäubungsmittelverkehr** ist dem Bundesinstitut für Arzneimittel und Medizinprodukte anzuzeigen. Um mit Arzneimitteln beliefert zu werden, müssen Sie diese Anzeige den Pharmaunternehmen vorlegen.

Wer eine **Röntgenanlage** betreiben möchte, hat das der zuständigen Behörde (i. d. R. Bauamt) anzuzeigen, den Raum den Vorschriften anzupassen und vor Inbetriebnahme die Genehmigung abzuwarten. In aller Regel findet dazu eine Begehung statt.

9.3 Verwaltungsrecht

Bei Praxiseröffnung ist dem **Finanzamt** die Aufnahme der freiberuflichen Tätigkeit anzuzeigen, und zwar dem für den Praxissitz zuständigen Betriebsstättenfinanzamt.

Die **Berufsgenossenschaft** für Gesundheitsdienst und Wohlfahrtspflege (BGW) ist über die Aufnahme der Tätigkeit zu informieren, sobald ein Mitarbeiter beschäftigt wird – das gilt auch für eine Aushilfe. Die Anmeldung sollte unverzüglich, spätestens eine Woche nach Praxisbeginn, erfolgen.

Sie als Tierarzt sind Pflichtmitglied in der Altersversorgung und müssen dem für Sie zuständigen **Versorgungswerk** die Existenzgründung anzeigen. Das Versorgungswerk nimmt daraufhin eine gewinnabhängige Beitragseinstufung vor oder wird auf Antrag für Sie den Mindestbeitrag für Existenzgründer veranschlagen.

9.4 Arbeitsrecht

Wenn Sie Mitarbeiter beschäftigen, sind diese unverzüglich der gesetzlichen Krankenkasse bzw. pauschalbesteuerte Aushilfskräfte der Bundesknappschaft zu melden.

Dem Finanzamt sind die Mitarbeiter ebenfalls zu melden für die Abführung der pauschalen (400-Euro-Kraft) oder individuellen Lohnsteuer laut persönlicher Steuerklasse.

10 VERSICHERUNGSRECHT: WAS IST WENN?

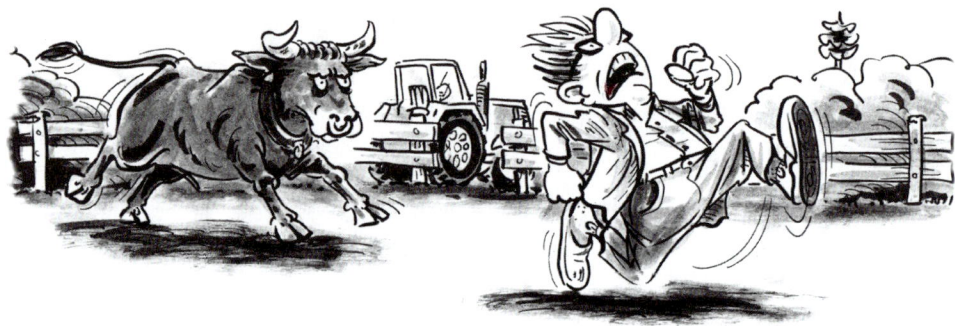

Mit Beginn Ihrer Selbstständigkeit sind Sie hohen Risiken ausgeliefert, die nicht mehr durch die Versicherungen eines Arbeitgebers oder das Arbeitsverhältnis selbst abgesichert sind. Eigene Vorsorge ist also gefordert.

Zu unterscheiden ist zwischen Risiken der Praxis und Risiken im Privatbereich sowie zwischen obligatorischen und freiwilligen Versicherungen. In einem zweiten Schritt sind die ausgemachten Risiken einzuschätzen: Sind sie existenzbedrohend und deshalb unbedingt zu versichern, oder sind sie kalkulierbar? Dann können Sie evtl. auf eine Absicherung verzichten. Aber bedenken Sie:

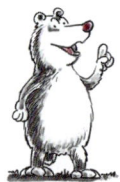

Für jedes nicht versicherte Risiko ist eine Rücklage zu schaffen – für den Fall der Fälle!

10.1 Pflichtversicherungen

Nach § 28 der Musterberufsordnung sind Sie als Tierarzt verpflichtet, eine **Berufshaftpflichtversicherung** abzuschließen. Ein Verstoß gegen diese Pflicht kann berufsgerichtlich geahndet werden!

Weiterhin sind Sie gesetzlich verpflichtet, eine **Krankenversicherung** abzuschließen. Das kann, je nach Familienstand und persönlichem Risiko, als freiwilliges Mitglied mit Mindestversorgung in einer gesetzlichen Krankenkasse sein oder als Mitglied in einer privaten Krankenversicherung mit diversen Wahlleistungen. Ein Familienvater ist in aller Regel in der gesetzlichen Krankenversicherung gut aufgehoben, da seine Kinder kostenfrei mitversichert werden. Die private Krankenversicherung bietet fraglos mehr Leistungen, birgt aber gegebenenfalls die Gefahr hoher Beiträge im Alter.

10.2 Freiwillige Versicherungen

Die hier zusammengefassten weiteren Versicherungen sind zwar fakultativ, aber für den verantwortungsbewussten Tierarzt ein Muss zur Minimierung wirtschaftlicher Risiken. Hierbei ist zu unterscheiden zwischen Personen- und Sachversicherungen.

Als **Personenversicherungen** sind dies:
- Krankentagegeldversicherung
- Berufsunfähigkeitsversicherung
- Unfallversicherung
- Lebensversicherung (zur Absicherung der Familie sowie zur Altersvorsorge)

Mit **Sachversicherungen** sollten folgende Risiken abgedeckt sein:
- Berufshaftpflicht (für angestellte Tierärzte)
- Haftpflicht
- Einbruch-Diebstahl
- Leitungswasser
- Sturm, Hagel
- Glas
- Vandalismus
- Praxisunterbrechung (für entgangenen Umsatz)
- Elektronik
- Rechtsschutz mit den Bestandteilen
  - Arbeitsrecht
  - Mietrecht
  - Verwaltungsrecht
  - Steuerrecht
  - Sozialrecht
  - erweitertes Strafrecht

10.2.1 Personenversicherungen

Krankentagegeldversicherung: Ein Katzenbiss oder Pferdetritt ist schnell passiert. Als angestellter Tierarzt haben Sie im Krankheitsfall die Lohnfortzahlung des Arbeitgebers erhalten. Als Selbstständiger fallen Ihre Einnahmen jedoch ersatzlos weg, während die Kosten weiterlaufen. Also gilt es, diese Gefahr auszuschließen. Je früher die Versicherung eintreten soll, desto höher ist die Prämie.

Berufsunfähigkeitsversicherung: Die Berufsunfähigkeitsversicherung der BGW ist auf freiwilliger Basis auch für selbstständige Tierärzte möglich, allerdings wird nur bei beruflich bedingten Unfällen und Vorliegen weiterer besonderer Voraussetzungen geleistet. In aller Regel wird erst gezahlt, wenn Sie keinerlei Tätigkeit mehr ausüben können, z. B. auch nicht Sitzende als Telefonist oder Ähnliches. Private Versicherer bieten hier deutlich bessere Leistungen. Aber achten Sie auf die so genannte Verweisklausel: Versichert werden muss das Risiko, dass Sie z. B. Ihre chirurgische Tätigkeit als Tierarzt oder als Nutztierpraktiker nicht mehr ausüben können. Ein Verweis auf mögliche Tätigkeiten in einer »normalen« Kleintierpraxis hilft Ihnen nicht.

Unfallversicherung: Eine Unfallversicherung gehört zum Standard. Im Straßenverkehr, am Tier oder auch in der Freizeit ist vieles durch Fremdeinflüsse nicht beherrschbar. Die gesundheitliche Beeinträchtigung oder gar der Tod dürfen Ihre Familie zusätzlich zur Tragik des Ereignisses nicht auch noch finanziell belasten.

Lebensversicherung: Eine Absicherung für das Alter oder das unvorhergesehene Ereignis sollte vorhanden sein. Zu unterscheiden sind kapitalbildende Lebensversicherungen auf das Alter 60 oder 65 sowie Risikolebensversicherungen, die für ein bestimmtes Risiko abgeschlossen werden. Gängig sind Risikolebensversicherungen z. B. zur Absicherung von Krediten.

Aufgerüttelt durch die Finanzkrise ist das Vertrauen in Lebensversicherungen etwas erschüttert. Sie können trotzdem eine gute Ergänzung zu den späteren Zahlungen aus dem Versorgungswerk bieten und bis zur vereinbarten Altersgrenze die Familie oder den Geschäftspartner absichern.

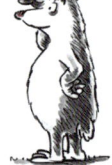

10.2.2 Sachversicherungen

Berufshaftpflicht (für angestellte Tierärzte): Langjährige Erfahrung vermindert das Risiko von Behandlungsfehlern, auszuschließen ist es aber nie. Und auch dem gewissenhaften Angestellten kann etwas misslingen. Zudem sind die Tierhalter heute deutlich klagefreudiger als noch vor ein paar Jahren. Der Deckrüde, der nicht mehr zur Zucht gebraucht werden kann, weil eine Operation misslang, mag ein verschmerzbares Risiko sein, aber je größer und wertvoller Ihre Patienten sind, desto höher der Schaden.

Diese Versicherung ist ein Muss für jede Praxis!

Haftpflicht: Neben Behandlungsfehlern können auch andere Missgeschicke passieren: Der Tierhalter rutscht auf dem gewichsten Boden aus, stolpert über eine abgestellte

Box und bricht sich ein Bein oder im Winter hat die Helferin zu spät gestreut und ein Passant rutscht aus und fällt unglücklich. Diese Risiken können sehr teuer werden. Gegen vergleichbar kleine Prämien können Sie hier vorsorgen.

Einbruch-Diebstahl, Feuer, Leitungswasser, Sturm, Hagel, Glas, Vandalismus: Tierarztpraxen, vornehmlich in der Gründungsphase, sind ein beliebtes Ziel für Einbrecher. Neue Geräte sowie viele Medikamente werden vermutet. Es darf nicht sein, dass Sie mit Krediten Ihre Einrichtung finanzieren und dann alles neu anschaffen müssen, weil Sie nicht gegen Einbruch versichert sind. Das kann Ihre Existenz kosten. Wenn Diebe nichts finden oder nichts gebrauchen können, werden sie oft wütend – Vandalismus sollte also unbedingt mit abgedeckt sein. Die übrigen Risiken wie Leitungswasser, Hagel, Sturm oder Glas sind je nach Region oder Objekt kalkulierbar, aber falls tatsächlich ein Schaden eintritt, ist er richtig hoch. Auch hier lässt sich gegen eine kleine Prämie die Gefahr ausschließen.

Praxisunterbrechung (für entgangenen Umsatz): Wenn die Praxis durch Feuer, Wasser oder Vandalismus verwüstet ist, kommt zu dem unmittelbaren Verlust von Einrichtung und Geräten auch noch der Ausfall der Sprechstunden. Ihre Kosten laufen weiter, aber die Einnahmen fehlen. Diese Vorsorge ist also unerlässlich. Die Versicherung wird dann im Schadensfall Ihre betriebswirtschaftlichen Auswertungen sehen wollen, um den entgangenen Umsatz zu ermitteln.

Inventar, Elektronik: Elektronische Anlagen und technische Geräte sind teuer und empfindlich. Menschliches Versagen, Bedienungsfehler, Ungeschicklichkeit und auch Überspannungsschäden bei Gewitter sind leider nicht auszuschließen. Den finanziellen Schaden sollten Sie deshalb auf jeden Fall absichern. Leasingunternehmen z. B. fordern von Ihnen den Nachweis einer solchen Versicherung für das geleaste Gerät oder schließen den Leasingvertrag sofort mit einer solchen Versicherung ab.

Rechtsschutz: (mit den Bestandteilen, Arbeitsrecht, Mietrecht, Verwaltungsrecht, Steuerrecht, Sozialrecht, erweitertes Strafrecht) Auch eine Rechtsschutzversicherung ist nicht nur sinnvoll, sondern eigentlich sogar ein Muss. Ein Mitarbeiter könnte beispielsweise vermeintliche Ansprüche auf Gehalt, Urlaub oder sonstige Forderungen einklagen oder sich gegen seine Kündigung wehren. Ein verärgerter Tierhalter könnte Sie anzeigen und Sie werden wegen angeblich fehlerhafter Behandlung der Tierquälerei angeklagt, Ihr Vermieter könnte Stress machen und den Vertrag vorzeitig aufkündigen – all das macht Ärger und kostet Zeit, juristischen Beistand und damit viel Geld. Dieses Risiko gilt es auszuschließen.

Eine Checkliste zur Wahl der notwendigen Personen- und Sachversicherungen finden Sie im Anhang (Anl. 10.1).

11 STEUERN

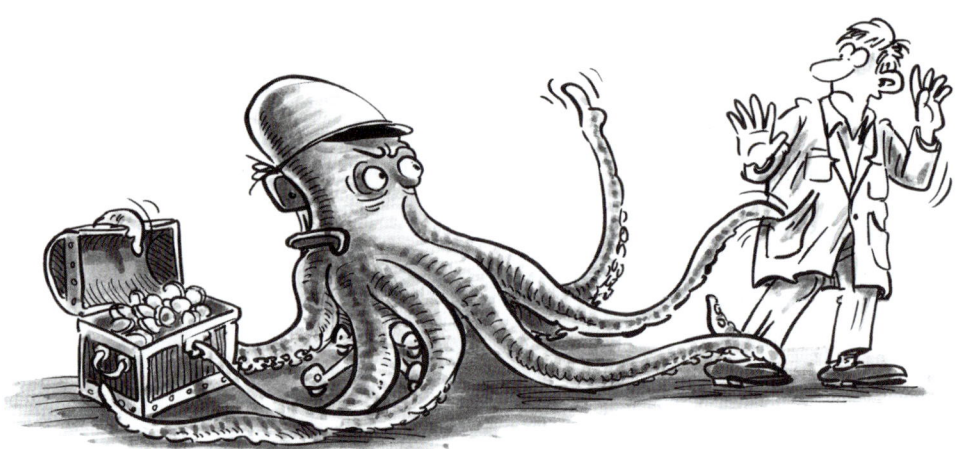

Per Definition sind Steuern Geldleistungen an den Staat ohne individuelle Gegenleistung. Als Angestellter wird man mit den Begehrlichkeiten des Fiskus direkt meist nur durch die Lohnsteuer und die Kfz-Steuer konfrontiert. Als selbstständiger Tierarzt und Arbeitgeber ist das Spektrum deutlich größer.

11.1 Einkommen- bzw. Körperschaftsteuer

Bemessungsgrundlage für die **Einkommensteuer** ist Ihr zu versteuerndes Einkommen. Dieses errechnet sich – vereinfacht dargestellt – bei einem selbstständigen Tierarzt aus:
- dem Gewinn der Praxis zzgl. anderer Einkünfte (z. B. aus Land- und Forstwirtschaft oder aus Vermietung)
- abzüglich Sonderausgaben wie z. B. Beiträge zum tierärztlichen Versorgungswerk (werden in einem bestimmten Umfang steuermindernd berücksichtigt)
- abzüglich außergewöhnlicher Belastungen

Auf die Einkommensteuer wird derzeit der Solidaritätszuschlag erhoben und gegebenenfalls auch Kirchensteuer.

Als Assistent kennen Sie das Steuerverfahren in der Form, dass der Arbeitgeber die Steuer vom Lohn sofort einbehält und an das Finanzamt abführt. Nach Ablauf des Jahres haben Sie dann Gelegenheit, eine Einkommensteuererklärung abzugeben und alle Einnahmen und abzugsfähigen Kosten zu deklarieren.

Bei Ihnen als selbstständigem Tierarzt ist das Verfahren ähnlich. Allerdings gibt es keinen Arbeitgeber, der sich um die Abführung kümmert. An vier feststehenden Terminen (10. März, 10. Juni, 10. September, 10. Dezember) müssen Sie so genannte Vorauszahlungen leisten. Diese Vorauszahlungen bemessen sich bei Existenzgründern nach den Gewinnerwartungen der jeweiligen Jahre. Je nach Bundesland wird zum Beispiel der Businessplan vom Finanzamt angefordert und die Gewinnerwartungen sind dann die Basis für die vierteljährlich zu leistenden Vorauszahlungen.

Die **Körperschaftsteuer** ist die Einkommensteuer der Kapitalgesellschaften und zum Beispiel von Tierarzt-GmbHs zu zahlen.

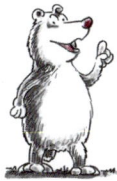

Fordern Sie von Ihrem Steuerberater eine Steuerplanung ein.
So schützen Sie sich vor unverhofften und hohen Nachzahlungen.

11.2 Umsatzsteuer

Als Tierarzt erbringen Sie regelmäßig umsatzsteuerpflichtige Leistungen. Diese Leistungen müssen Sie monatlich auf einer Umsatzsteuervoranmeldung dem Finanzamt erklären (Anl. 11.1).

Als Unternehmer sind Sie damit auch berechtigt, die von Ihnen gezahlten Umsatzsteuern gegenüber dem Finanzamt als Vorsteuern geltend zu machen. Sofern Sie als Tierarzt Leistungen für Ihre Praxis beziehen (Medikamente, Futtermittel, Bürobedarf, Beratungsleistungen etc.), die Rechnung den Formvorschriften entspricht und auch von einem ordentlichen anderen Unternehmer erstellt wurde, dürfen Sie die Ihnen berechneten Umsatzsteuern als Vorsteuern auf Ihrer Umsatzsteuervoranmeldung in Abzug bringen, die Umsatzsteuerzahllast errechnen und lediglich diesen errechneten Differenzbetrag an das Finanzamt abführen.

Eine Ausnahme bildet die so genannte Kleinunternehmerregelung. Hierbei verzichtet das Finanzamt auf die Erhebung der Umsatzsteuern, wenn der Unternehmer im vorangegangenen Kalenderjahr nicht mehr als 17.500 Euro Umsatz erzielt hat und im laufenden Kalenderjahr 50.000 Euro Umsatz voraussichtlich nicht überschreiten wird. Im Gegenzug dürfen aber auch keine Vorsteuern geltend gemacht werden.

Gründer haben in aller Regel in den ersten Monaten einen so genannten Vorsteuerüberhang, da sie mehr Leistungen bezogen als erbracht haben.

Sie leben damit in zwei Welten: unternehmerisch denken Sie in Nettobeträgen (die Umsatzsteuer interessiert Sie nicht, da sie ein durchlaufender Posten ist); die Patientenbesitzer interessieren dagegen häufig nur die Bruttobeträge inklusive der Umsatzsteuer (Rechnungsendbetrag).

11.3 Gewerbesteuer

Mit Ihren kurativen Leistungen sind Sie als Tierarzt Freiberufler und damit von der Gewerbesteuer befreit. Mit dem Verkauf von Medikamenten, Futtermitteln und anderem Zubehör allerdings sind Sie Gewerbetreibender und unterliegen mit den aus diesen Verkäufen erzielten Gewinnen grundsätzlich der Gewerbesteuer. Die Gewinne werden einmal im Jahr gegenüber dem Finanzamt zum Fälligkeitstermin erklärt. Überschreiten Sie den Freibetrag von 24.500 Euro Gewinn, fallen Gewerbesteuern an.

Das Finanzamt teilt der Stadt die Bemessungsgrundlage mit, die Stadt setzt dann unter Anwendung des eigenen Hebesatzes die Gewerbesteuer fest. Dieser Hebesatz wird von den Städten und Gemeinden autark festgesetzt und schwankt je nach Standort der Praxis beträchtlich. Je nach Höhe der für ein Jahr zu zahlenden Gewerbesteuer setzt die Stadt vierteljährliche Vorauszahlungen fest, die jeweils am 10. Februar, 10. Mai, 10. August und 10. November eines Jahres fällig sind.

Grundsätzlich sind die freiberuflichen Einkünfte von den Gewerblichen zu trennen.

Bei **Einzelpraxen** geschieht dies häufig im Rahmen der Buchhaltung, selten wird eine separate Gewinnermittlung erstellt. Die Einnahmen sind in der Buchhaltung explizit auf getrennten Konten zu erfassen, die Ausgaben dürfen dagegen »sachgerecht« geschätzt werden.

Eine Besonderheit gilt bei **Gemeinschaftspraxen (GbR)**: Sollen die freiberuflichen Einkünfte nicht von den Gewerblichen »infiziert« werden, sind mindestens zwei GbR zu gründen, eine für die kurativen Leistungen und mindestens eine weitere für die gewerblichen Tätigkeiten. Der Patientenbesitzer erhält dann, je nach gewählter Lösung, auch zwei oder drei verschiedene Rechnungen.

Wird das unterlassen oder bewusst darauf verzichtet, wird der komplette Gewinn der Gemeinschaftspraxis der Gewerbesteuer unterworfen. Kleines Trostpflaster: die entrichtete Gewerbesteuer wird auf die persönliche Einkommensteuer angerechnet.

Eine Ausnahme von dieser »Infektion« gälte nur, wenn die gewerblichen Umsätze unter 1,25 % des Gesamtumsatzes lägen. Dieser Prozentsatz ist aber bereits durch die Abgabemedikamente deutlich überschritten.

11.4   Lohnsteuer

Sobald tierärztliche Fachangestellte, Auszubildende oder andere Mitarbeiter in der Praxis beschäftigt werden, sind neben den Sozialabgaben (Kranken-, Renten-, Arbeitslosenversicherungsbeiträge) auch die Einkommensteuern der Arbeitnehmer an das Finanzamt abzuführen. Viele Tierärzte empfinden dies als zusätzliche Steuerbelastung, schließlich bucht das Finanzamt die Beträge von dem Praxiskonto ab. Die Lohnsteuer betrifft jedoch den Arbeitnehmer, dieser sollte sich aufregen. Anlage 11.2 verdeutlicht die Struktur der Lohnkosten.

11.5   Achtung Falle!

Das Prinzip vorläufiger Einstufungen ist eine Besonderheit bei folgenden Abgaben:
- Einkommensteuer
- Gewerbesteuer
- Versorgungswerkbeiträge
- Beiträge zur gesetzlichen Krankenkasse und ggfs.
- Kindergartenbeiträge

Es werden Vorauszahlungen auf einer bestimmten Basis geleistet, welche zumeist von Ihnen als Tierarzt vorgegeben wird. So wird von den Institutionen angefragt, mit welchem Gewinn denn nun zu rechnen sei. Diese Angaben weden dann vorläufig für Vorauszahlungszwecke herangezogen.

Das dicke Ende droht, wenn der Gewinn tatsächlich deutlich über der ursprünglichen Angabe liegt und entsprechende Nachzahlungen an Finanzamt, Versorgungswerk und Krankenkasse geleistet werden müssen.

Ein bei Existenzgründungen typischer Verlauf ist beispielsweise:
- Es ist vorsichtig geplant worden, die Vorauszahlungen sind aus diesem Grund auch moderat ausgefallen.
- Schon das Jahr 1 ist deutlich besser gelaufen als angenommen.
- Die Jahre 2 und 3 entwickeln sich genauso positiv.
- Die Steuererklärung für das Jahr 1 wird am Ende des Jahres 2 abgegeben. Das Finanzamt erlässt am Anfang des Jahres 3 den Steuerbescheid für das Jahr 1.
- Alle beteiligten Institutionen nehmen dies zum Anlass, die Zahlen dem tatsächlichen Gewinn anzupassen. Zutreffend wird auch angenommen, dass das Jahr 2 dann ebenfalls mit einem höheren Gewinn abgeschlossen worden ist; entsprechend wird die Nachzahlung gleich mit eingefordert.
- Die Vorauszahlungen für das Jahr 3 werden dann ebenfalls auf Basis des Jahres 1 festgesetzt bzw. angepasst.

Es ergibt dann folgendes Bild (Grafik 11.1):

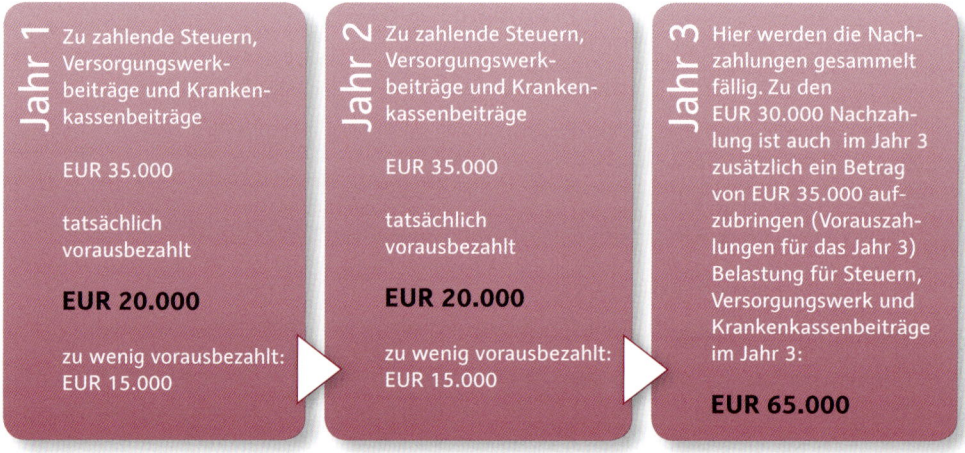

Falle 1

Die Praxis ist grundsätzlich rentabel. Aus Unkenntnis der zu erwartenden Nachzahlungen wurden jedoch keine Rücklagen gebildet und das Geld wurde verbraucht. Wohl dem, der bereits in den Jahren 1 und 2 entweder Anpassungsanträge (auf höhere Vorauszahlungen) gestellt oder konsequent Rücklagen gebildet hat.

Falle 2

Die Praxis ist grundsätzlich rentabel. Das Geld wurde unprofessionell investiert. Beispiel:
- Die Praxis erwirtschaftet einen Gewinn von 100.000 Euro. Dieses Geld befindet sich am 30.12. auch auf dem Konto.
- Am 31.12. des Jahres kauft der Praxisinhaber ein unbebautes Grundstück für die Praxis, damit darauf später einmal ein Praxisgebäude errichtet werden kann. Das Grundstück kostet 80.000 Euro und wird sofort vom Praxiskonto bezahlt.
- Steuerliche Besonderheit ist, dass ein unbebautes Grundstück nicht abgeschrieben werden kann; damit wird der Gewinn durch den Kauf des Grundstücks nicht gemindert. Dieser Gewinn beträgt auch nach dem Abfluss der gesamten Geldmittel 100.000 Euro.
- Steuern und andere gewinnabhängige Beiträge werden also weiter auf Basis dieses Gewinns festgesetzt (siehe Grafik 11.1).

Falle 3

Die Praxis ist grundsätzlich nicht rentabel. Das Geld reicht zwar zum Leben, aber nicht auch gleichzeitig für die zu zahlenden Steuern und anderen Abgaben. In diesen Fällen sind frühzeitig Gegenmaßnahmen einzuleiten, um die Rentabilität zu verbessern. Eine große Gefahr besteht darin, dass Sie die Unwirtschaftlichkeit Ihrer Praxis erst bemerken, wenn Sie in Falle 1 oder 2 geraten sind.

Nachzahlungen zu finanzieren, ist dann wahrlich kein leichtes Unterfangen. Die Bankmitarbeiter werden Sie darauf hinweisen, dass Sie »ja die Gewinne hatten« und fragen, wo denn das Geld geblieben sei. Diese Falle bedroht nicht nur Existenzgründer, sondern betrifft Sie als Unternehmer ein Leben lang, da die Gewinne schwanken und die Vorauszahlungen nicht ständig angepasst werden.

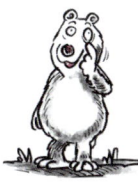
Richten Sie in Absprache mit Ihrem Steuerberater Rücklagekonten ein, auf die Sie die geplanten Vorauszahlungen bzw. Nachzahlungen leisten und tasten Sie diese Konten nicht an. So sind Sie auf (fast) alles gut vorbereitet.

12 IHRE PRAXIS: EIN GEHEIMTIPP? MARKETING UND WERBUNG

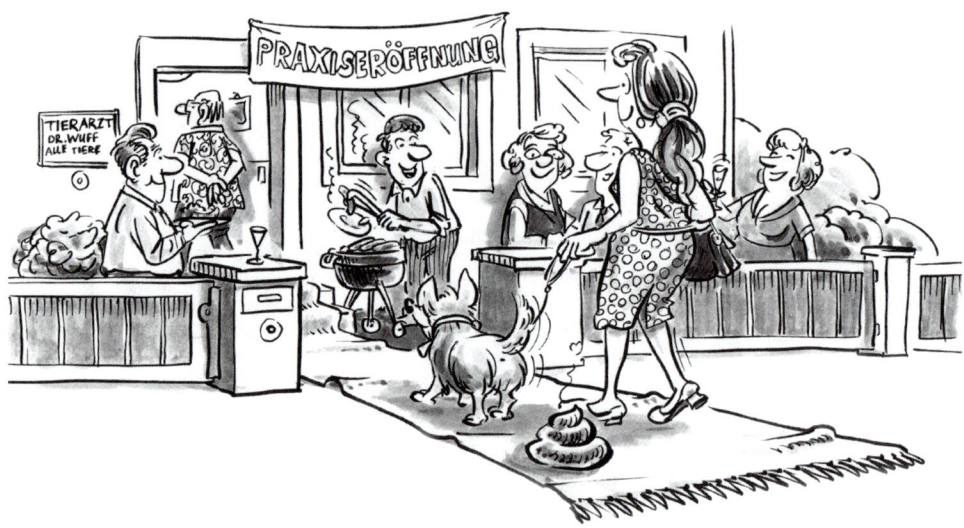

Gutes tun und darüber reden, ist die Devise. Denn wem nutzt es, wenn Sie sich als guter Tierarzt mit einer exzellenten Praxisausstattung und einem ansprechenden Leistungsspektrum, das für das gesamte weitere Umfeld eine Bereicherung ist und weite Wege erspart, niedergelassen haben – und niemand hat Kenntnis davon?

12.1 Definition Marketing

Die treffendsten Definitionen für den Begriff Marketing stammen von Philip Kotler, einem amerikanischen Wirtschaftswissenschaftler und Professor für Marketing:

»Marketing ist ein Prozess im Wirtschafts- und Sozialgefüge, durch den Einzelpersonen und Gruppen ihre Bedürfnisse und Wünsche befriedigen, indem sie Produkte und andere Dinge von Wert erstellen, anbieten und miteinander austauschen.«

»Marketing ist die konzeptionelle, bewusst marktorientierte Unternehmensführung, die sämtliche Unternehmensaktivitäten an den Bedürfnissen gegenwärtiger und potenzieller Kunden ausrichtet, um die Unternehmensziele zu erreichen«.

Werbung ist also ein Teil des Marketings und nicht mit Marketing gleichzusetzen!

Es gibt weiterhin drei zentrale Marketingdefinitionen, die im Laufe der letzten 40 Jahre entwickelt wurden und wenig an Aktualität verloren haben. Man unterscheidet:
- aktivitätsorientiertes Marketing
- beziehungsorientiertes Marketing
- führungsorientiertes Marketing

Unter **aktivitätsorientiertem Marketing** versteht man eine Auswahl von Aktivitäten, die die Planung, Preisgestaltung, Werbung und den Verkauf der Dienstleistungen an den potenziellen Tierhalter beinhalten.

Beziehungsorientiertes Marketing legt den Schwerpunkt auf den Aufbau und Erhalt der Kundenbeziehung durch Schaffung einer soliden Vertrauensbasis und soll als Ergänzung zum aktivitätsorientierten Marketing verstanden werden (z. B. Anrufe, um den Heilungsverlauf zu kontrollieren).

Führungsorientiertes Marketing bedeutet »bewusst marktorientierte Führung des gesamten Unternehmens« (Heribert Meffert, Marktwissenschaftler).

Marketing bedeutet also, Ihr Leistungsspektrum am Kundenwunsch zu orientieren. Die Kunst liegt sicher in einem ausgewogenen Marketingmix. In der Regel müssen Sie, um Ihre Ziele zu erreichen, passende Kooperationspartner suchen und einbinden. Das gilt beispielsweise für den Einkauf (bei verschiedenen Pharmafirmen für die jeweils passenden Medikamente), aber auch für die Verpflichtung von Personal. Die Angestellte am Telefon oder am Empfang etwa ist der erste Eindruck Ihres Teams, der irreversibel gut oder schlecht ist. Auch die Art der Preisgestaltung ist Marketing – Preisfindung, Package-Angebote, Zahlungsbedingungen u. a. (natürlich immer unter Beachtung der berufsrechtlichen Vorgaben bzw. der GOT).

Die Kommunikation mit den Kunden ist ein weiteres wesentliches Marketinginstrument. Zur Kommunikation gehören der Umgang mit dem Kunden als Sympathieträger (z. B. während der Konsultation), mit potenziellen Neukunden (z. B. Teilnehmer eines Erste-Hilfe-Kurses) und auch das Gespräch mit einem möglichen Multiplikator (z. B. Züchter, Hundeschule, Hundefrisör).

Natürlich gehören zum Marketing auch Werbemittel, Werbeträger, Schulungen etc. Es ist ein weites Feld, auf dem Sie als Tierarzt grundsätzlich die ganze Klaviatur spielen können, sofern Sie sich an die gesetzlichen Vorschriften halten (siehe auch Kap. 12.2, Anl. 5.7).

12.2 Gesetzliche Rahmenbedingungen

Es gilt, einige Restriktionen zu beachten, denn sowohl das Berufsrecht als auch das Gesetz gegen den unlauteren Wettbewerb als auch das Heilmittelwerbegesetz geben Schranken vor.

12.2.1 Berufsrecht

Im Sinne des § 9 der Musterberufsordnung (MBO) für Tierärzte ist Werbung das Anpreisen tierärztlicher Leistungen und das Verbreiten von Informationen mit dem Ziel, die Nachfrage nach tierärztlichen Leistungen zu steigern. Ausdrücklich erlaubt ist die Werbung von Tierärzten bei Tierärzten sowie Werbung, die in Form und Inhalt sachlich unterrichtet und nicht auf die Erteilung eines Einzelauftrags gerichtet ist.

Berufswidrig sind nach dem Wortlaut der MBO insbesondere wahrheitswidrige, irreführende, unsachliche und übermäßig anpreisende Werbung (»der beste Tierarzt weit und breit«), öffentliche Danksagungen und vergleichende Preis- oder Leistungswerbung (»besser als der Kollege Lupus«, »Kastration nur 45 Euro statt 50 Euro, wie bei Kollege Caro«). Berufswidrig handelt auch, wer in seinem Praxisnamen mit einem Standort wirbt und dadurch Konkurrenzlosigkeit suggeriert (z. B. »Tierarztpraxis Berlin-Mitte«).

Leider sind sich die Tierärztekammern in der Beurteilung nicht einig. Die gesamte Bandbreite der Auslegung, von äußerst restriktiv bis sehr großzügig, kommt vor.

12.2.2 Wettbewerbsrecht

Das Gesetz gegen den unlauteren Wettbewerb (UWG) enthält Spielregeln, die für alle »Marktteilnehmer« gelten und die »Lauterkeit« und »Wahrheit« der Werbung einfordern.

Der § 4 UWG bietet hierzu als Hilfe einen umfassenden Beispielkatalog an. Danach handelt beispielsweise unlauter, wer den Wettbewerber behindert. Das Abwerben von Kunden durch Anschreiben an sich ist danach noch nicht unlauter. Gesetzwidrig wird es erst, wenn der potenzielle Neukunde bedroht oder getäuscht wird oder womöglich direkt vor der Praxis des Kollegen gezielt angesprochen und auf die eigene Praxis aufmerksam gemacht wird.

Unlauter handelt auch, wer den Tierhalter in die Irre führt. Wer beispielsweise als »Dres. Alles & Könner« wirbt, aber eine Einzelpraxis nur mit Angestellten führt, erweckt den falschen Anschein von Größe und Partnerschaft, genauso wie mit der Bezeichnung »Gesundheitszentrum für Tiere in Berlin-Mitte«.

12.2.3 Heilmittelwerbegesetz

Das Heilmittelwerbegesetz (HWG) ist nach seinem Wortlaut von Fachkreisen zu beachten und Tierärzte als Angehörige eines Heilberufs sind hier explizit genannt. Dieses Gesetz dient dem Verbraucherschutz. Deshalb findet sich in fast jedem Paragraphen der Eingangshalbsatz »außerhalb der Fachkreise darf [...] nicht geworben werden [...]«. § 11 ergänzt diesen genannten Halbsatz durch die gesamte Palette: »für Arzneimittel, Verfahren, Behandlungen, Gegenstände und andere Mittel [...]«.

Unzulässig auch nach dem HWG ist irreführende und unlautere Werbung. Unwahr wirbt, wer z. B. pauschal unheilbare Krankheiten wie Krebs als heilbar ohne Operation oder Chemotherapie bewirbt. Insoweit sind Urteile, die im Bereich der Humanmedizin gefällt wurden, ohne Einschränkungen auch für Tiermediziner gültig.

Verbotenerweise suggestiv wirbt, wer mit ärztlichen oder sonst fachlichen Empfehlungen wirbt wie z. B. »ein von Dr. Schamlos empfohlenes Verfahren«. Der sachunkundige Tierhalter könnte den Krankheitsverlauf seines Tieres in der Beschreibung wiedererkennen und damit eine Heilmethode als gut annehmen, ohne sie fachlich tatsächlich beurteilen zu können.

Explizit generell verboten sind Werbeaussagen zu folgenden Krankheiten und Leiden beim Tier:
1. nach der Verordnung über anzeigepflichtige Tierseuchen und der Verordnung über meldepflichtige Tierkrankheiten in ihrer jeweils geltenden Fassung anzeige- oder meldepflichtige Seuchen oder Krankheiten
2. bösartige Neubildungen
3. bakterielle Eutererkrankungen bei Kühen, Ziegen und Schafen
4. Kolik bei Pferden und Rindern

Fazit: Alle Vorschriften greifen ineinander und viele der oben angeführten Beispiele bedeuten einen Verstoß gegen verschiedene Paragraphen aller genannten Gesetze sowie gegen die Berufsordnung. Deshalb sind parallel laufende Verfahren zur Ahndung von Verstößen (z. B. angestoßen von Tierärztekammer, Wettbewerbszentrale oder Pharmaunternehmen) durchaus üblich.

Im Rahmen der Europäisierung und der damit einhergehenden Vorgabe, gleiche Rahmenbedingungen für alle Wettbewerber in Europa zu schaffen, werden jedoch inzwischen viele Verfahren über das Bundesverfassungsgericht auch an den Europäischen Gerichtshof weitergeleitet, wodurch manche Schranken fallen.

Eine Reihe von Urteilen hat das strikte Werbeverbot der Berufsordnungen mit Hinweis auf Art. 12 Abs. 1 des Grundgesetzes, der allen Bürgern das Recht auf freie Berufswahl gewährt, für verfassungswidrig erklärt. Eine Reihe älterer Urteile verstößt demnach aus heutiger Sicht gegen den Grundsatz der Berufsfreiheit. Es lohnt sich also, neue Wege zu gehen!

12.3 Marketinginstrumente für Tierärzte

Die oben genannten gesetzlichen Restriktionen geben Ihnen den Rahmen für Ihre Marketingaktivitäten vor. Wenn Sie sich an die Grundregeln halten und wahrheitsgemäß und sachlich potenzielle Neukunden informieren, haben Sie trotzdem eine große Spielwiese zur Verfügung. Das Wichtigste ist:

Ihre Werbung muss »aus einem Guss« sein!

Praxislogo, Schrift- und Farbgestaltung sowie alles, was in irgendeiner Form mit der Außendarstellung zu tun hat, ist zu einem stimmigen »Corporate Identity« zusammenzufügen. Wer künftig beispielsweise dem grünen Auto mit dem Katzenkopf begegnet und anschließend einen grünen Flyer mit Katzenkopf sieht, erkennt sofort: Das ist die neue Katzenexpertin Dr. Miau!

Beauftragen Sie also von Beginn an einen anspruchsvollen Experten, der für Professionalität auf der ganzen Linie sorgt. Ein gutes Logo begleitet die Praxis in aller Regel ein Leben lang!

12.3.1 Außenwerbung

Praxisschilder sind selbstverständlich geboten, um die Niederlassung anzuzeigen. Auf ihnen müssen stehen:
- der Name
- die (Fach-)Tierarztbezeichnung
- und/oder die Zusatzbezeichnung
- Sprechzeiten
- evtl. die Zugehörigkeit zu einer Berufsausübungsgemeinschaft

Erlaubt sind nach Urteilen des Bundesverfassungsgerichts zudem (in angemessener Weise) Angaben zu:
- Vorlieben und Hobbys
- Spezialisierungen (ohne eine Facharztbezeichnung in diesem Bereich zu besitzen)
- Dialektkenntnissen
- persönlichen Eigenschaften

Auch solche Angaben sind geeignet, zum Vertrauensverhältnis zwischen Arzt und Patient beizutragen. Über Größe, Angabe des Logos etc. enthalten einige Berufsordnungen noch Vorschriften. Allerdings ist auch hier der Hinweis auf die Ausrichtung des Bundesverfassungsgerichts angebracht, das den Rahmen der lauteren Werbung deutlich großzügiger auslegt und Größenbeschränkungen für verfassungswidrig hält. Die Tierärztekammern haben darauf in vielen Bundesländern bereits reagiert und die entsprechende Vorschrift ersatzlos gestrichen.

12.3.2 Eröffnungsfeier

Ein gelungener Auftakt für Ihren Praxisbetrieb ist eine Eröffnungsfeier etwa vier bis acht Wochen nach Eröffnung der Praxis. Mit Anzeigen, Werbebriefen etc. wird auf die Eröffnungsfete, das Hoffest oder Ähnliches hingewiesen. Bei Kaffee und Kuchen, Kartoffelsalat und Würstchen oder Gulaschkanone können die potenziellen Kunden sich dann über die Einrichtung, den Tierarzt (stimmt die Chemie?) und das Leistungsspektrum informieren. Pfiffige Tierärzte geben den Besuchern kleine Give-Aways mit, etwa Praxisflyer mit Leckerli für den Vierbeiner, oder bieten Kurzvorträge an.

12.3.3 Praxisflyer

In Flyern können Sie über sich und Ihre Praxis informieren. Der Flyer kann sowohl persönliche als auch Sachinformationen enthalten oder auch zielgerichtet für bestimmte Anlässe erstellt werden. Mögliche Inhalte sind:
- persönlicher Werdegang
- Mitarbeiter
- Leistungsspektrum
- besondere Spezialisierungen und/oder Behandlungsmethoden
- technische Ausstattung
- Öffnungszeiten
- besonderer Service wie Heimtierabholung
- Warum und wann Wurmkuren?
- Sommerzeit – Zeckenzeit (usw.)

Kreativität ist erwünscht!

12.3.4 Internetseite

Im Internet-Zeitalter ist die Praxishomepage ein Muss. Es ist nicht wichtig, ob Sie als Tierarzt eine Affinität zu diesem Medium haben. Wichtig ist, dass die Tierhalter sich in aller Regel zunächst über das Internet informieren. Was liegt also näher, als diesen auf lange Sicht preiswerten Weg der Dauerwerbung zu gehen?

Eine gute Internetseite, die für die Suche auch professionell Google-optimiert ist, können Sie selbst mit aktuellen Inhalten pflegen und damit für den Besucher interessant halten. Der Umfang einer solchen Webseite ist aber sicher abhängig vom Geschäftsmodell. Eine Kleintier- oder auf Überweisungen angewiesene Praxis wird mehr Wert auf eine gute und gut zu findende Internetseite legen als der Nutztierpraktiker, dem meist eine »Visitenkarte« reicht.

12.3.5 Aktionen in der Kundschaft

Weitere Marketingmaßnahmen ergeben sich aus der bereits gewonnenen Kundschaft. So sind Impferinnerungen, Anschreiben zum Geburtstag des Patienten, Einladungen zu Veranstaltungen wie Erste-Hilfe-Kursen, Vorträge zu besonderen Krankheitsbildern, zur Ernährungsunterstützung bei Geriatriepatienten etc. beim Tierbesitzer sicher willkommen. Die meisten finden es schön, wenn jemand an ihren vierbeinigen oder gefiederten Liebling denkt.

12.3.6 Praxisfahrzeug

Alles, was der Kunde sieht, ist Werbung. Ihr Praxisfahrzeug ist deshalb eine preiswerte Dauerwerbefläche. Überall, wo das Auto steht und fährt, können Sie Ihre »Botschaft« senden.

12.3.7 Sonstige Aktivitäten

Durch Mitgliedschaft und aktive Hilfe in Vereinen, auf Hundeplätzen oder bei Turnieren wird Ihr Bekanntheitsgrad gesteigert und auch Ihre Kompetenz kann vermeintlich getestet werden. Auch Vorträge in Ställen, bei Jahreshauptversammlungen der Vereine oder Ähnlichem sind denkbar.

Fazit: Ihre Werbung soll authentisch sein, Ihr gutes Image aufbauen, einen Wiedererkennungseffekt haben und sich vom Nachbarkollegen unterscheiden. Stellen Sie Ihre »Alleinstellungsmerkmale« klar heraus und machen Sie deutlich, warum der Kunde zu Ihnen und nicht zum Kollegen kommen soll!

13 TIPPS UND TRICKS

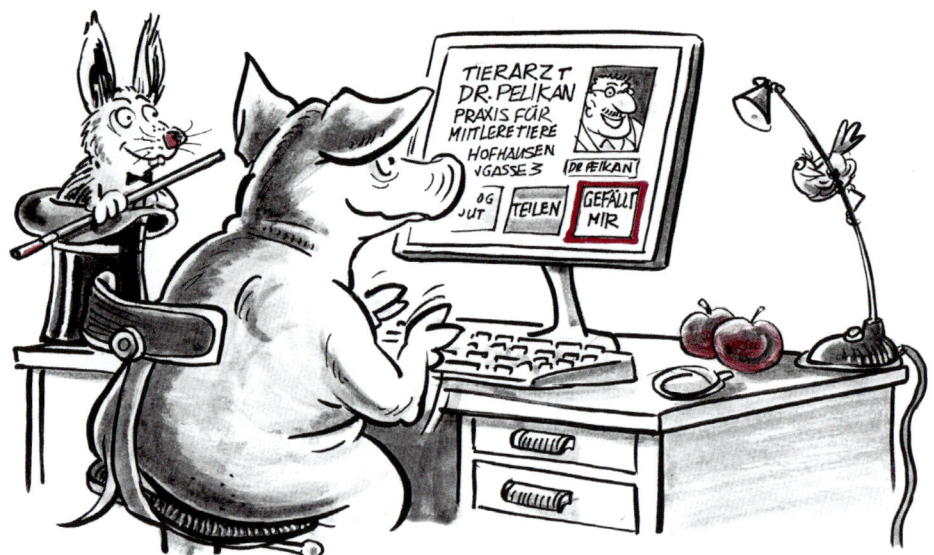

13.1 Schufa-Auskunft einholen

Im Zeitalter von Datenspeicherung und Internet müssen Sie auch mit Fehlern und Falschinformationen rechnen. So kann es sein, dass unter Ihrem Namen fälschlicherweise ein Kredit, Vollstreckungsbescheid oder Hinweis auf säumiges Zahlungsverhalten eingetragen ist. Holen Sie deshalb unverzüglich eine Selbstauskunft ein. Diese steht Ihnen einmal jährlich kostenfrei zu. Sie können sie persönlich abholen, per Post beantragen oder ganz einfach über das Internet bestellen. Gehen Sie dazu auf die Seite www.meineschufa.de, registrieren Sie sich und fordern Sie die kostenfreie Zusendung an. Achtung: Das Häkchen an der richtigen Stelle setzen, sonst folgt eine Rechnung.

Wenn falsche Daten gespeichert sind, setzen Sie sich mit der Schufa in Verbindung, um Ihre Auskunft zu »säubern«.

13.2 Eigenen Namen googeln

Auch im Internet werden Spuren hinterlassen oder auch gelegt. Suchen Sie deshalb in unregelmäßigen Abständen nach Ihrem Namen. Wenn Patientenbesitzer Ihnen eine gute Note gegeben haben, wird es Sie freuen; stoßen Sie auf falsche oder Ihrem Ruf möglicherweise schadende Angaben, sollten Sie die Löschung veranlassen.

13.3 Arzneimittel mit Valuta bestellen

Für die Medikamentenerstausstattung empfiehlt es sich, alle vermeintlich notwendigen Präparate mit Valuta zu bestellen. Das bedeutet: Sie bestellen Art und Menge mit sofortiger Lieferung, zahlen aber zum Beispiel erst sechs Wochen oder drei Monate später. So vermeiden Sie Ladenhüter und »totes« Kapital. Sie zahlen dann binnen vereinbarter Frist das, was Sie verkauft haben und geben alles das zurück, was Sie wahrscheinlich nicht mehr verwenden werden. Die Praxis hat gezeigt, dass viele Tierärzte sich bei der Erstausstattung gern verschätzen und so Geld verschenken.

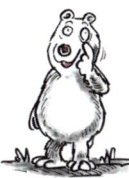

Prüfen Sie, welche Firmen portofrei versenden bzw. welche Mindestbestellmengen erforderlich sind, so sparen Sie Geld.

13.4 Gründerkonditionen aushandeln

Beim Aufstellen des Businessplans haben Sie sich bereits mit Preisen beschäftigt. Dort setzen Sie am besten die Preise ohne Sonderkonditionen oder Schnäppchenoption ein. Wenn es dann an die Bestellung geht, gilt es Verhandlungsgeschick zu beweisen. Für Gründer werden fast immer Sonderkonditionen eingeräumt. Häufig bedeutet auch die Zugehörigkeit zu einer bestimmten Gruppe oder Vereinigung noch einmal einen Firmenrabatt, so z. B. beim Kauf von Praxishard- und Software. Denken Sie daran: Mit der Entscheidung für einen Lieferanten sind für diesen in aller Regel automatisch Folgeaufträge einplanbar wie Nachfüllbedarf, Beratungshotline etc.

Wählen Sie Ihre Lieferanten und Dienstleister nicht nur nach ihrem Preis aus.

Der Billiganbieter kann sich am Ende des Tages als teuer erweisen, wenn Sie nicht oder nur eingeschränkt handlungsfähig sind oder falsche Zahlen oder Planungen haben. Wichtige Kriterien für Sie sind unter anderem:
- Zuverlässigkeit
- Termintreue
- Erfahrung
- Aufgeschlossenheit gegenüber Neuerungen
- ausgewogenes Preis-Leistungs-Verhältnis
- Loyalität
- schnelle Hilfe in Not

13.5 Keine Rabatte einkaufen

Denken Sie bei Ihrer Erstausstattung daran, keine Rabatte »einzukaufen«. Ein Beispiel: Das Spezialmedikament für den Gelbfußara kostet 5 Euro, bei Abnahme eines großen Gebindes reduziert sich der Preis auf 2 Euro. Das hört sich gut an, aber: das Konto wird sofort mit dem Betrag belastet, das Medikament nur einmal gebraucht, weil Gelbfußaras selten in die Praxis fliegen und dann nicht jeder dasselbe Zipperlein hat. Was bedeutet das?

Ein vermeintliches Schnäppchen mutiert so zum Eurograb, der Gewinn nicht nur aus dieser einen Behandlung ist futsch. Ein höherer Einzelpreis ist in solchen Fällen die preiswertere Lösung.

13.6 Angebote einholen und Preise vergleichen

Wenn Sie Ihre Praxis planen, holen Sie für den Umbau, die Erstausstattung oder Ähnliches *unbedingt* Vergleichsangebote ein. Sie beugen so Missverständnissen und unliebsamen Überraschungen vor. Gerade Handwerker neigen dazu, Leistungen nicht explizit zu nennen. Dadurch werden vermeintlich eingeschlossene Leistungen dann plötzlich nicht erbracht oder separat abgerechnet. Mehrere solcher Fehlplanungen können Ihre ganze Gründungsplanung sprengen.

13.7 Mitarbeiter in Entscheidungen einbeziehen

Wenn Sie bereits bestimmte Mitarbeiter im Auge haben, mit denen Sie gern zusammen arbeiten möchten, binden Sie sie von Beginn an in die relevanten Entscheidungen mit ein. Es ist frustrierend, wenn Sie Marketingmaßnahmen und besondere Kundenansprachen planen, Ihre Angestellte aber ein völlig anderes Arbeiten gewohnt ist und den Sinn Ihrer Maßnahme nicht einsieht.

Zudem sind Mitarbeiter eine sprudelnde Ideenquelle. Warum machen Sie sich allein Gedanken und suchen nach Lösungen? Vielleicht hat Ihr neuer Mitarbeiter ja schon einen Geistesblitz?

Und wenn weder Ideen vom Mitarbeiter kommen noch Ihre Wünsche aufgenommen, sondern gar boykottiert werden, dann ist die Frage erlaubt, ob Sie die richtige Wahl getroffen haben!

13.8 Woher bekomme ich die ganzen Zahlen?

Wer sich mit dem Gedanken an eine Selbstständigkeit trägt, weiß oft nicht, wie und wo er mit seiner Recherche anfangen soll. Eigentlich ist es ganz einfach: Nehmen Sie die Informationen und Hinweise dort auf, wo Sie auf Kollegen und Anbieter für den Tierarztmarkt treffen!

Fachtagungen und **Kongresse** sind ein Tummelplatz für Informationen. Sammeln Sie von Ausstellern Kataloge, fragen Sie Anbieter und Kollegen, die bereits gegründet haben oder sich an einer Praxis beteiligt haben. Sprechen Sie Experten an. Haben Sie keine Scheu – in aller Regel erhalten Sie die gewünschten Auskünfte. Die anschließende Auswertung sollte dann ohnehin in aller Ruhe mit einem Experten erfolgen.

Das **Internet** ist ein probates Mittel, Preise und Leistungen für die Erstanschaffungen zusammenzutragen. Ideen für die Praxisausstattung liefern die Internetseiten der Anbieter oder auch Fotos von Praxen auf deren Homepages. Ideen für Ihre Homepage und Ihre sonstige Werbung liefern Ihnen die Seiten der Mitbewerber – positiv wie negativ. Sie finden hier, wie man es machen oder auch nicht machen sollte.

Wer entweder besondere Ansprüche an seine Räumlichkeiten hat oder Ideen braucht, ist bei **Praxisplanern** gut aufgehoben. Wichtig ist, etwas anders, besser, moderner zu machen als der Kollege nebenan. Warum muss es zum Beispiel immer der typische Wartezimmerstuhl sein? Es gibt auch schicke und moderne Sitzgelegenheiten in »normalen« Möbelhäusern.

Viele Ideen liefern Ihnen auch Gespräche mit **Praxiseinrichtern.** Stöbern Sie deren Kataloge durch und besuchen Sie sie auf der nächsten Messe. Sie werden sehen, es lohnt sich!

Und fragen Sie nach **Referenzen**! Zufriedene Kunden werden Ihnen sicherlich bereitwillig Auskunft geben.

Auch **Pharmaunternehmen** leisten gern Hilfe. Es existieren Kataloge und Empfehlungen für eine Medikamentenerstausstattung. Die Pharmavertreter haben Erfahrung bei Gründern und können Hilfestellung leisten. Aber Achtung: auch sie wollen verdienen, deshalb nie das Augenmaß verlieren!

Schließen sich zwei Kollegen zusammen, gilt es, die Gewohnheiten abzugleichen. Niemand soll sich in seiner Therapiefreiheit eingeschränkt fühlen, aber es hilft, sich auf bestimmte Medikamente zu einigen.

Sprechen Sie Experten an, die sich mit Ihrer Profession auskennen (s. Kap. 2.3). Wer viele Gründungen begleitet hat und Tierarztpraxen und -kliniken betreut, hat eine profunde Datenbank.

13.9 Wer macht was bis wann?

Eine erfolgreiche Praxisgründung muss strategisch geplant sein. Es ist wichtig, alle erforderlichen Aufgaben rechtzeitig zu erledigen. Die Checkliste im Anhang (Anl. 13.1) strukturiert Ihre Planung. Wenn Sie sich an die vorgegebenen Termine und Aufgaben halten, steht einer erfolgreichen Gründung (fast) nichts mehr entgegen.

14 DIE LAUFENDE PRAXIS: ERSTER AUSBLICK

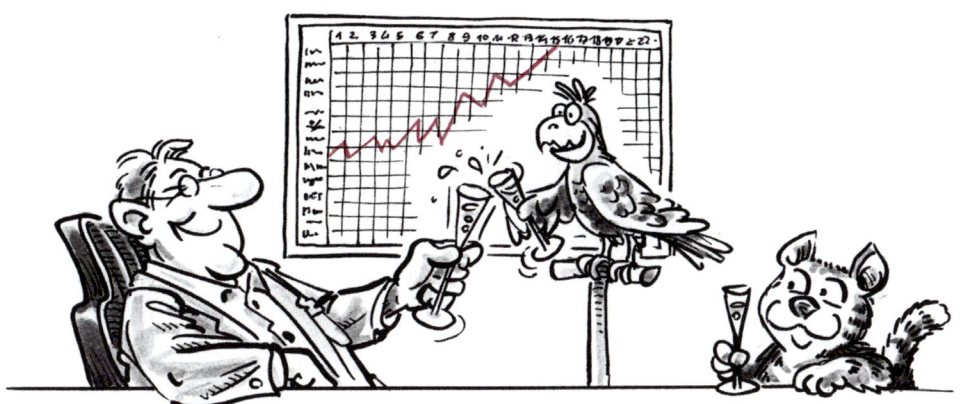

Die Mühsal der Praxisgründung mit Erstellung eines Geschäftsplans, Umbau der Räumlichkeiten, Finanzierungen, Behördengängen und so weiter haben Sie überstanden. Nach der Eröffnungsfeier stellt sich langsam Routine bei Ihnen, den Mitarbeitern und Patientenbesitzern ein. Jetzt können die Früchte der harten Vorarbeit abgeerntet werden. Also Zeit zum Ausruhen? Leider nicht, jetzt beginnt die Zeit der Feinjustierungen. Ihr Businessplan aus der Gründungsphase ist Grundlage für die laufende Überprüfung bzw. den Soll-/Ist-Vergleich.

Es gibt viel zu tun:
- Optimierung der Kalkulation
- Optimierung des Marketings; Bindung der Patientenbesitzer
- Optimierung des Mitarbeiterpotenzials; ergebnisorientierte Vergütung (EOV)
- Optimierung der Kosten
- Strategie der Praxis anpassen
- Zeitmanagement: Wie vermeide ich den Burnout bzw. erhalte mir die Freude am Beruf?
- Wie sorge ich für das Alter vor?

ANHANG

Anlage 1.1:   Liste nützlicher Links
Anlage 2.1:   Einsatz des SMART-Modells zur Festlegung von Zielen
Anlage 2.2:   Woran Gründer scheitern
Anlage 2.3:   Checkliste guter Berater
Anlage 2.4:   Allein oder gemeinsam
Anlage 2.5:   Adenauerkreuz
Anlage 3.1:   Merkmale der verschiedenen Rechtsformen
Anlage 4.1:   Patienten- und Marktpotenzial
Anlage 5.1:   Muster eines Gründungsberichtes
Anlage 5.2:   Muster-Raumplan für eine Kleintierpraxis
Anlage 5.3:   Muster-Raumplan für eine Pferdepraxis
Anlage 5.4/1:   Musterliste für die Investitionsplanung
Anlage 5.4/2:   Musterliste für die Investitionsplanung
Anlage 5.5:   Kalkulation von Behandlungseinnahmen (für den Businessplan)
Anlage 5.6:   Checkliste für den Investitionsbedarf für Software
Anlage 5.7:   Checkliste für den Investitionsbedarf Marketing
Anlage 5.8:   Privatbedarfsplanung
Anlage 6.1:   Musterformular für die Patienten-Neuanmeldung
Anlage 10.1:   Checkliste Versicherungen
Anlage 11.1:   Umsatzsteuererklärung vereinfacht
Anlage 11.2:   Gehaltsabrechnung: wer bekommt was?
Anlage 13.1:   Wer macht was bis wann

Alle Anlagen des Anhangs finden Sie als Arbeitsdateien auf beiliegender CD-ROM.
(Excel Version 2007 empfohlen)

Anlage 1.1: Liste nützlicher Links

http://www.arbeitsagentur.de – Arbeitsagentur für die Berechnung des Gründungszuschusses, Arbeitslosengeld etc.

http://www.bafa.de – Bundesamt für Wirtschaft und Ausfuhrkontrolle, Eschborn

http://www.bmwi.de – Bundesministerium für Wirtschaft und Technologie, Berlin

http://www.bundestieraerztekammer.de/ – Tierärztekammern

http://www.destatis.de/jetspeed/portal/cms/ – Statistisches Bundesamt

http://www.exist.de – Bundesministerium für Wirtschaft und Technologie – Existenzgründungen aus der Wissenschaft

http://www.exist.de/existenzgruendungsportal/index.php

http://www.existenzgruender.de – Existenzgründungsportal des Bundesministeriums für Wirtschaft und Technologie (BMWi)

http://www.existenzgruender.de/selbstaendigkeit/finanzierung/foerderdatenbank/index.php – Förderdatenbank des Bundes

http://www.gesetze-im-internet.de/ – UWG, HWG, Berufsordnung
Gesetzestexte im Internet wie USt, ESt etc.

http://www.gesetze-im-internet.de/uwg_2004/index.html#BJNR141400004BJNE000402140

http://www.hi-tier.de/ – Herkunfts- und Informationssystem für Tiere, seit März 2010 erweitert um die Equidendatenbank

www.ivh-online.de

http://www.kfw-mittelstandsbank.de – KfW Mittelstandsbank, Frankfurt am Main

Versorgungswerke – häufig zu erreichen über die Internetseite der Landestierärztekammer

Anlage 2.1: Einsatz des SMART-Modells zur Festlegung von Zielen

S	pezifisch	Definieren Sie Ihre Ziele klar, eindeutig und schriftlich! Es dürfen keine Missverständnisse, z. B. zwischen Eheleuten, entstehen.
M	essbar	Die Ziele müssen überprüfbar sein. Die Aussage: »Ich will einen möglichst hohen Gewinn erwirtschaften« ist nicht messbar und daher kein Ziel. Richtig ist »Ich will einen Praxisgewinn von EUR 75.000 im 2. Jahr erwirtschaften«.
A	ttraktiv	Die Ziele müssen positiv für Sie sein. Nehmen Sie sich vor, »pro Woche 10 Stunden weniger zu arbeiten", muss diese zusätzliche Freizeit für Sie erstrebenswert sein (Zeit für die Familie, den Ausflug mit den Kindern oder das geliebte Hobby). Wenn Sie nicht wissen, was Sie mit der Freizeit anzustellen sollen, dürfen Sie solche Ziele nicht formulieren.
R	ealistisch	Setzen Sie erreichbare Ziele; ambitioniert, aber nicht überzogen.
T	erminiert	Legen Sie Zeiten und Fälligkeiten fest. Sonst werden Sie Ihre Aktivitäten immer wieder verschieben und das Ziel nie erreichen.

Anlage 2.2: Woran Gründer scheitern

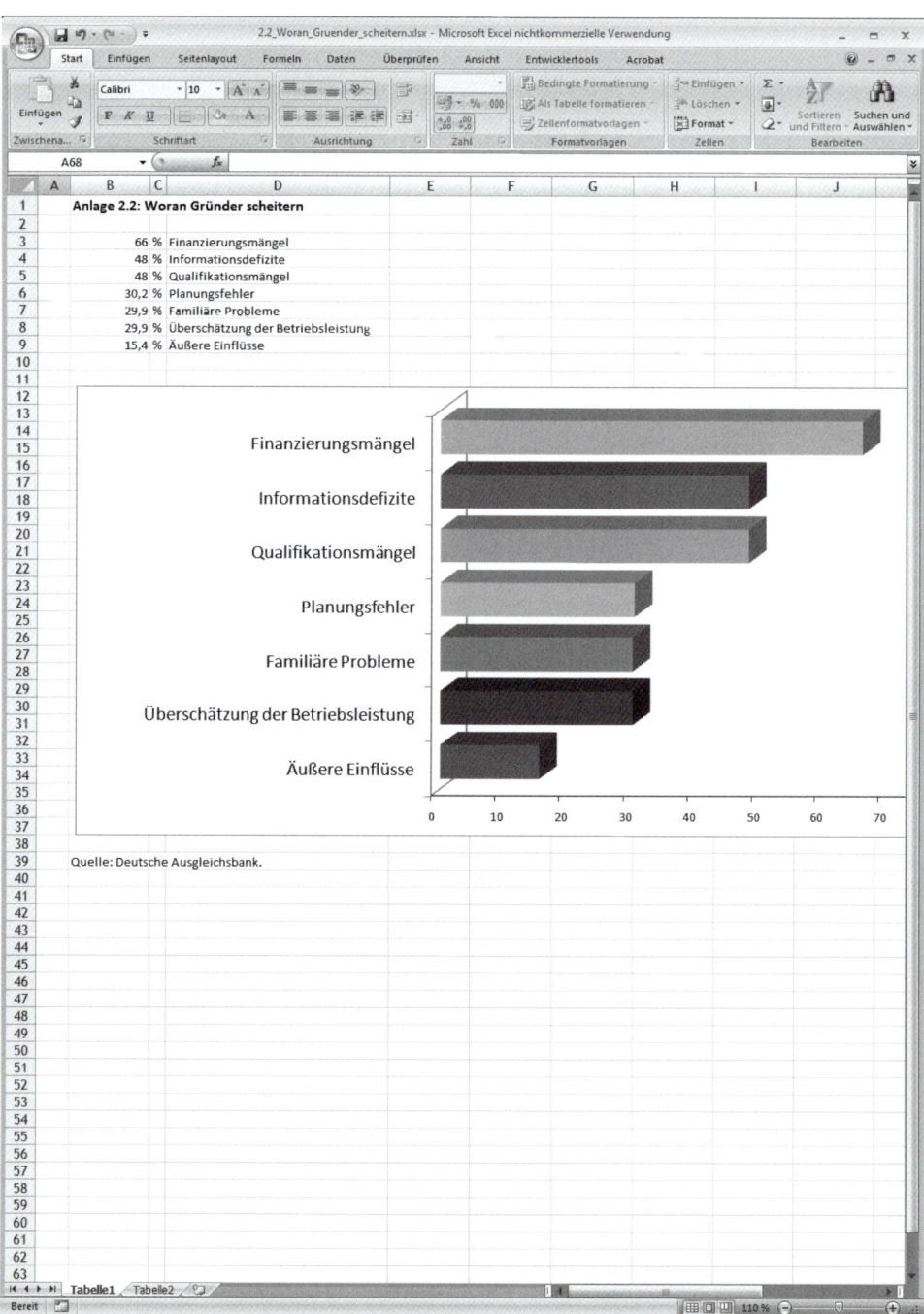

Anlage 2.3: Checkliste guter Berater

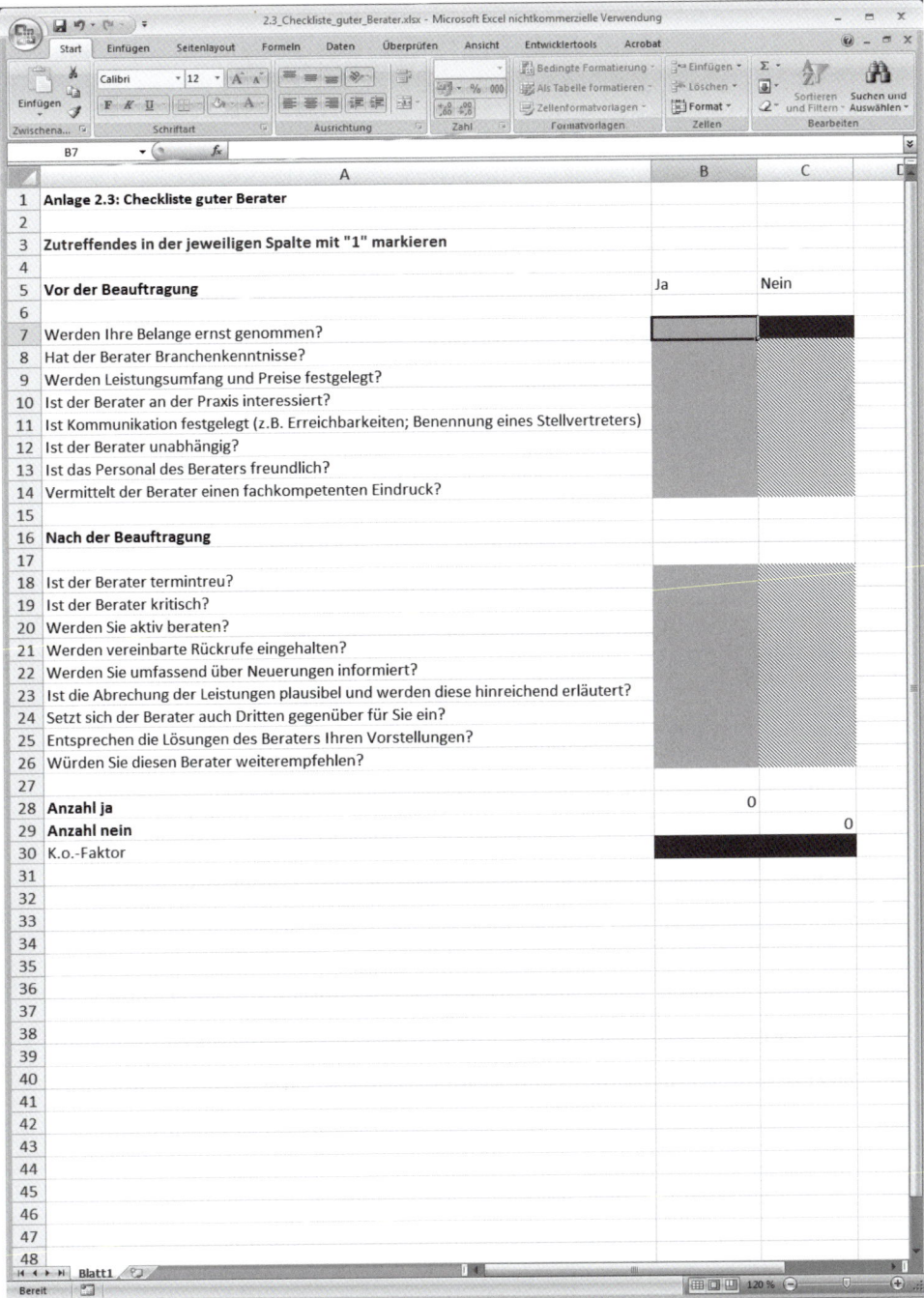

Anlage 2.4: Allein oder gemeinsam

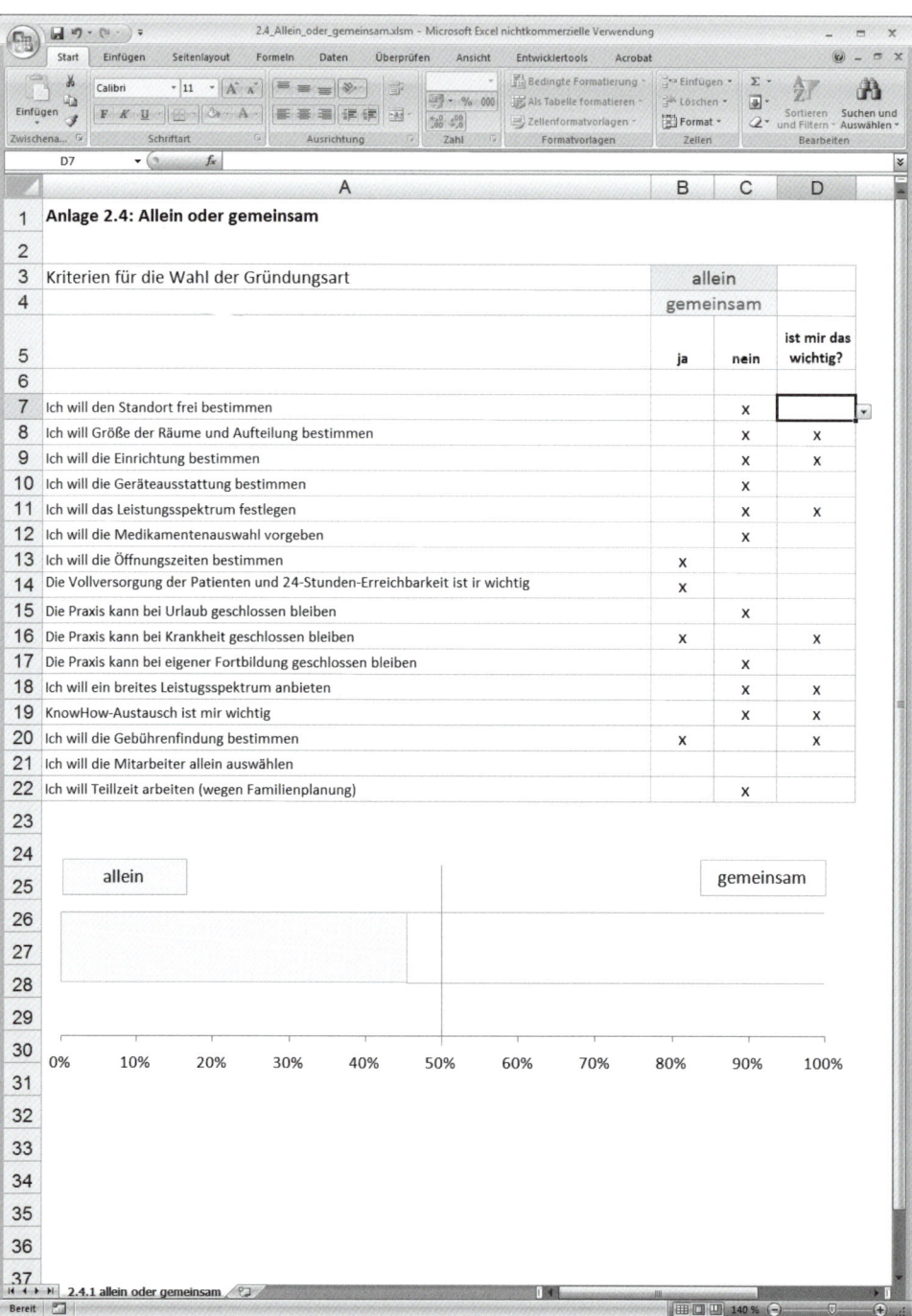

Anlage 2.5: Adenauerkreuz

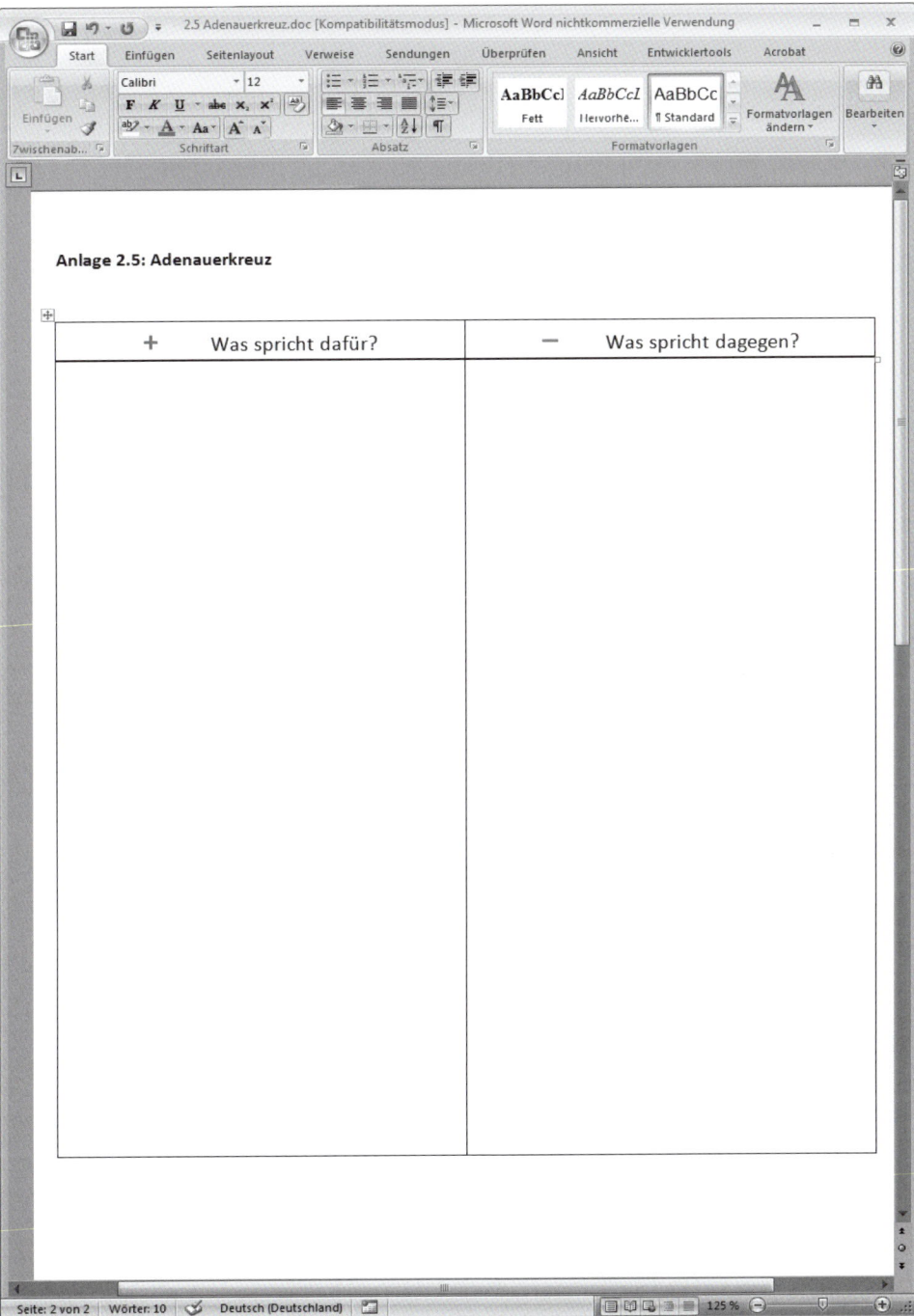

Anlage 3.1: Merkmale der verschiedenen Rechtsformen

	Einzelpraxis	Berufsausübunggemeinschaft (Gemeinschaftspraxis)	GmbH	Unter
Einkunftsart	§ 15 und § 18	§ 15 und § 18	§ 15	§ 15
Zwei oder mehr Gesellschaften erforderlich	nein	ja	nein	nein
Erlöse stehen zu	Inhaber	allen gemäß Vertrag	GmbH	UG
Kosten trägt	Inhaber	allen gemäß Vertrag	GmbH	UG
Gewinn steht zu	Inhaber	allen gemäß Vertrag	GmbH sowie Ausschüttung an Gesellschafter laut Beschluss	wie Gm
Abschluss ist zu veröffentlichen	nein	nein	ja	ja
Wer bestimmt:				
Organisation	Inhaber	alle Partner gemeinsam oder abweichende vertragliche Regelung	Geschäftsführer; u.U. weitere Gesellschafter	Geschä
Praxisausstattung	Inhaber	wie oben	wie oben	Geschä
Behandlungsspektrum	Inhaber	wie oben	wie oben	Geschä
Mitarbeiterauswahl	Inhaber	wie oben	wie oben	Geschä
Öffnungszeiten	Inhaber	wie oben	wie oben	Geschä
Honorargestaltung	Inhaber	wie oben	wie oben	Geschä
QM	Inhaber	wie oben	wie oben	Geschä
Verträge schließen	Inhaber	wie oben	wie oben	Geschä
Geschäftsführung	Inhaber	wie oben	wie oben	Geschä
Zweitmeinung	nur extern	ja	ja bei mind. 2 Gesellschaftern	wie Gm
Haftung gegenüber Lieferanten	ja	ja, alle gemeinschaftlich	nein	ja
Haftung aus Behandlungsfehlern	ja	ja, alle gemeinschaftlich	ja	ja

Anlage 4.1: Patienten- und Marktpotenzial

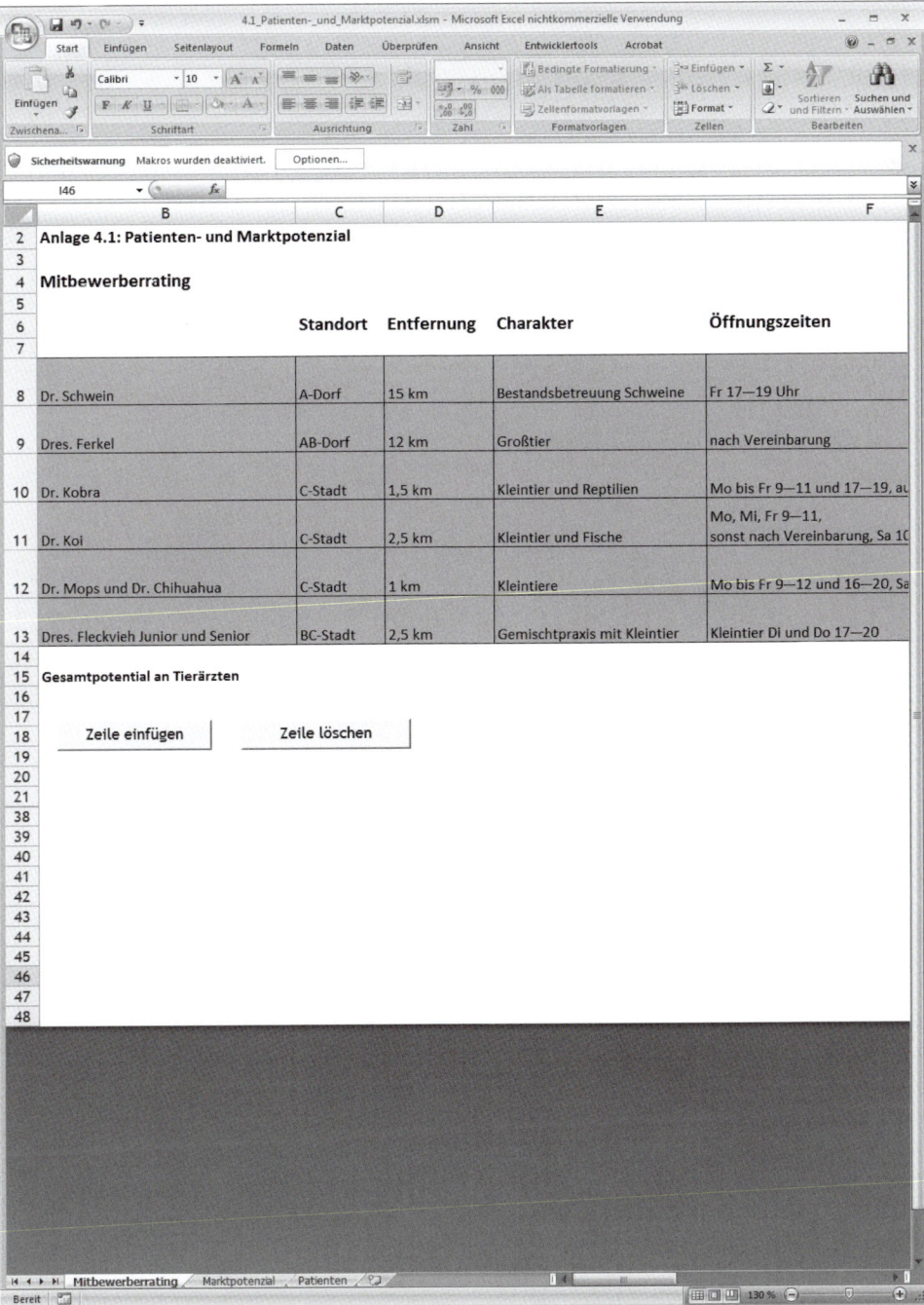

Anlage 5.1: Muster eines Gründungsberichtes

((Logo, am besten im Originalfarbton))

Geschäftsplan der Tierärztlichen Gemeinschaftspraxis Bärchen und Biene

Inhaltsverzeichnis

Zusammenfassung (mit Kapitalbedarf)

1. Geschäftsidee
2. Produkt/Dienstleistung
3. Branche/Markt
4. Marketing/Vertrieb
5. Unternehmensführung/ Personalplanung
6. Drei-Jahres-Planung
7. Chancen/Risiken
8. Kapitalbedarf
9. Sonstige Unterlagen

Zusammenfassung

Zusammenfassung des Konzeptes mit Geschäftsidee, Standort und dem gesamten Investitionsvolumen kurz vorstellen.

1. Geschäftsidee

Hier wird die geplante Praxis mit Wahl der Gesellschaftsform, ab Beginn beschäftigter Mitarbeiterzahl, Öffnungszeiten und angestrebtem Ziel vorgestellt. Details folgen in den weiteren Kapiteln.

2. Produkt/Dienstleistung

Vorstellung der gewünschten Patienten (Hunde, Fische etc.), Auflistung des geplanten Leistungsspektrums (z. B. Chirurgie mit Weichteil- und Bauchhöhlenoperationen, Tumoroperationen) und der sonstigen Dienstleistungen (z. B. Zucht- und Deckberatung, Ernährungsberatung, Erziehungsberatung).

Hier sollten auch Öffnungszeiten bzw. Zeitplanung angegeben werden (Montag bis Freitag 9.00–11.00 Uhr, OP nach Vereinbarung etc.).

Auch Hinweise auf Shop, Vorträge etc. sollten eingebracht werden.

3. Branche/Markt

Unter diesem Punkt sollten Sie die ermittelten Daten aus der Bevölkerungsstruktur, dem Anforderungsverhalten der Patientenbesitzer sowie die Daten aus der Analyse des Patientenpotenzials und der Mitbewerberanalyse angeben und erläutern.

Besonderheiten wie (bei Kleintierpraxen) Nähe zu Altenheimen oder besonders hohe Tierdichte, (bei Nutzvieh) besonders dichter Viehbestand (deshalb kurze Anfahrzeiten) oder (bei Pferden) Nähe zu Reitanlagen, Reitvereinen oder Zusammenarbeit mit Sattlern, Schmieden etc. nicht vergessen

4. Marketing/Vertrieb

Preisgestaltung/Marketingstrategie

Hier sollten Sie auf die GOT, die geplanten Sätze (1,2-fache, Verdoppelung bei Notdienst etc. eingehen.

Vertriebskonzept/Absatzförderung/Werbung

Hier nennen Sie geplante Werbemittel, Kundengewinnungs- und -bindungsmaßnahmen (z. B. Eröffnungsanzeigen, Angebote in Hundevereinen, Einstellung einer bekannten TFA, geplante Vortragsthemen, geplante Fachartikel, Impferinnerungen, Geburtstagskarten etc., Wartezimmer als Informationsort). Ausführungen zu Logo und Außenwerbung sowie zum Imageartikel in der Zeitung anlässlich Ihrer Eröffnung und zu Ihrer geplanten Eröffnungsfeier oder dem Tag der offenen Tür sollten nicht fehlen.

5. Unternehmensführung/Personalplanung

Unternehmensform

Hier wird die gewählte Unternehmensform mit den Besonderheiten kurz vorgestellt. Bei einer Einzelpraxis genügt ein Satz.

Fachliche Qualifikation

Hier machen Sie Angaben zur Gründerpersönlichkeit, und zwar sowohl zu Ihrem Werdegang, zur fachlichen Qualifikation, den bisherigen Leistungsschwerpunkten und gewonnenen Erfahrungen als auch – sofern gegeben – zur Unterstützung durch das familiäre Umfeld.

Kaufmännisches Knowhow

Hier werden Angaben zu Ihren Fähigkeiten als Unternehmer erwartet, z. B. Kenntnisse und Erfahrungen in Personalführung, Abrechnungswesen oder kaufmännische Grundkenntnisse. Wenn Sie Gründerseminare oder betriebswirtschaftliche Seminare besucht haben, sollten Sie das erwähnen.

Gut ist auch die Erwähnung des/der externen Berater, an die Sie Leistungen auslagern (wie z. B. laufende steuerliche Beratung).

Diese Angaben sind für die finanzierende Bank bedeutsam, da je nach Einbeziehung von Beratern Vertrauen in Kontinuität und Überwachung der Ziele gegeben ist.

Personalplanung

Die geplante Mitarbeiterauswahl sowie deren geplanter Zeiteinsatz sind hier anzugeben. Wenn Sie ausbilden oder Ihre Mitarbeiter zu Fortbildungen entsenden wollen, vergessen Sie nicht, darauf hinzuweisen.

6. Drei-Jahres-Planung

Sie können an dieser Stelle sämtliche Jahresplanungen erfassen. Empfehlenswert ist es aber, die Daten separat an den Bericht zu hängen und hier nur zu erläutern, wie bestimmte Summen errechnet wurden (also x Patienten pro Tag mit durchschnittlichem Rechnungswert von y Euro ergibt im ersten Jahr einen Umsatz von z Euro in den ersten drei Monaten, anschließend …).

Sinnvoll ist es, diese Daten gemeinsam mit dem Berater zu ermitteln. Optimal ist es der Berater, der Sie auch nach der Gründung begleiten soll.

6.1 Investitionsplanung/Kapitalbedarf

Alle Unterlagen stellen Sie in einer Auflistung (am besten Excel-Tabelle nach Checkliste zu 5.2.2) zusammen. Die Preise können dann mit der Summenfunktion addiert werden. Sie vermeiden so Rechenfehler und sparen Zeit.

6.2 Rentabilitätsvorschau

Hier ist – bis auf die betriebswirtschaftlichen Spezialisten unter den Tierärzten – der externe Berater gefordert.

6.3 Liquiditätsvorschau

Auch hier gilt die Anmerkung wie zu 6.2.

6.4 Privatbedarfsplanung

Die Ausgaben der privaten Lebensführung stellen Sie nach der Checkliste zu 5.2.5 zusammen und fügen Sie als Anhang bei.

7. Chancen/Risiken

- Welches sind die drei größten Chancen, die die weitere Entwicklung Ihres Unternehmens positiv beeinflussen könnten?
- Welches sind die drei wichtigsten Probleme, die eine positive Entwicklung Ihres Unternehmens behindern könnten?

Die Antworten auf diese Fragen müssen Sie nicht explizit unter diesem Punkt beantworten. Es kann sein, dass Sie in dem gesamten Geschäftsplan zu einzelnen Punkten bereits Chancen oder Risiken erwähnt haben.

Eine separate Erwähnung kann sinnvoll sein, wenn Sie besondere Alleinstellungsmerkmale oder Wettbewerbsvorteile explizit herausstellen möchten.

8. Kapitalbedarf

Der Gesamtkapitalbedarf mit vorhandenem Eigenkapital und Gründerzuschuss wird hier zusammengestellt.

9. Sonstige Unterlagen (abhängig von der finanzierenden Bank)

- Planungsrechnungen (aus 6.)
- Lageplan der Praxis/Grundriss/Raumaufteilung
- Angebote der großen Investitionen
- Tabellarischer Lebenslauf
- Approbationsurkunde
- Zeugnisse und Fortbildungsnachweise
- Vertragsentwürfe (Miete, Kauf, GbR etc.)
- Unterlagen zur Einkommenssituation und sonstige Dokumente

(Hier sollten Sie mit Ihrem Berater anhand der Checklisten der finanzierenden Bank alle erforderlichen Unterlagen zusammenstellen)

Anlage 5.2: Muster-Raumplan für eine Kleintierpraxis

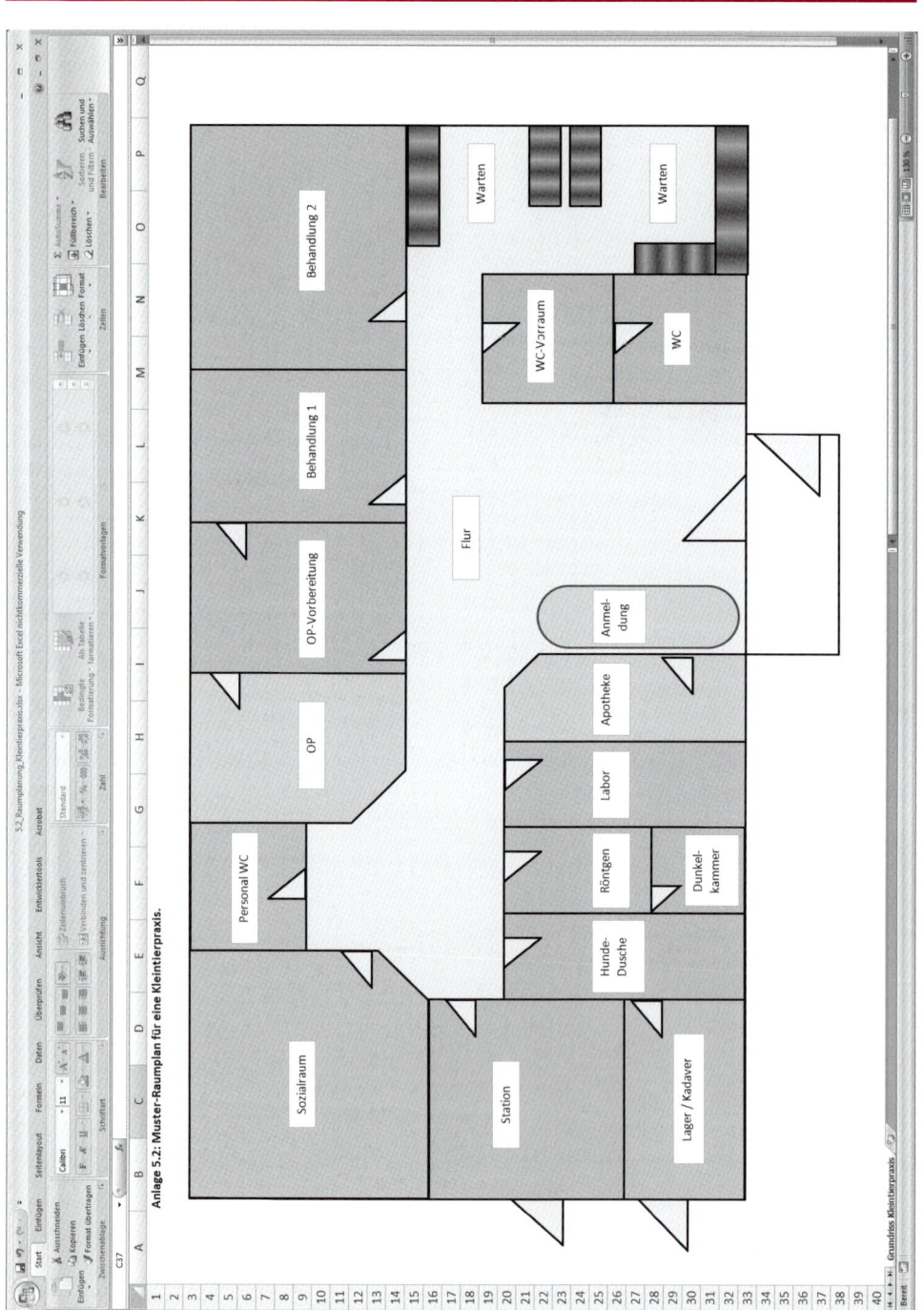

Anlage 5.2: Muster-Raumplan für eine Kleintierpraxis.

Anlage 5.3: Muster-Raumplan für eine Pferdepraxis

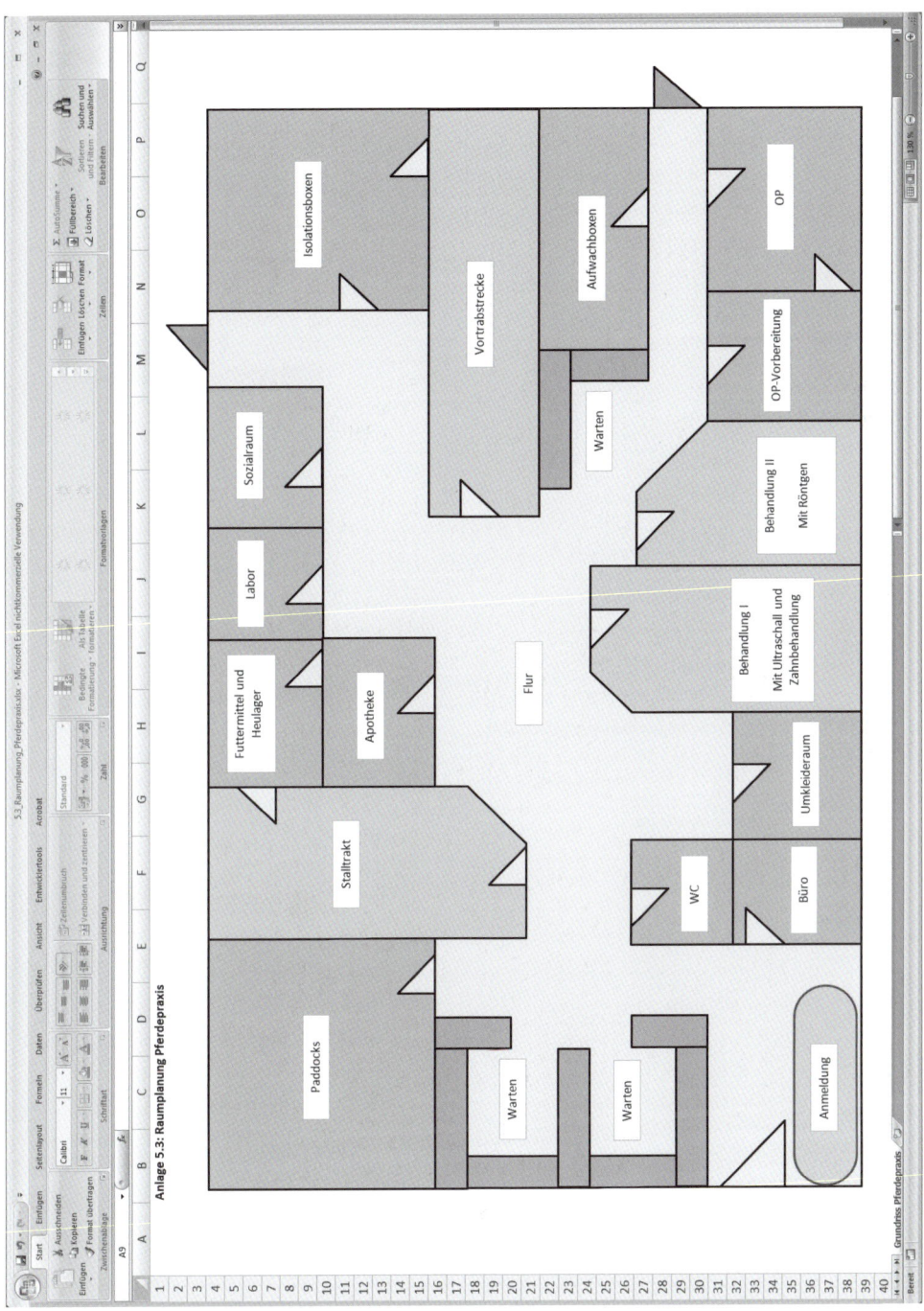

Anlage 5.4/1: Musterliste für die Investitionsplanung

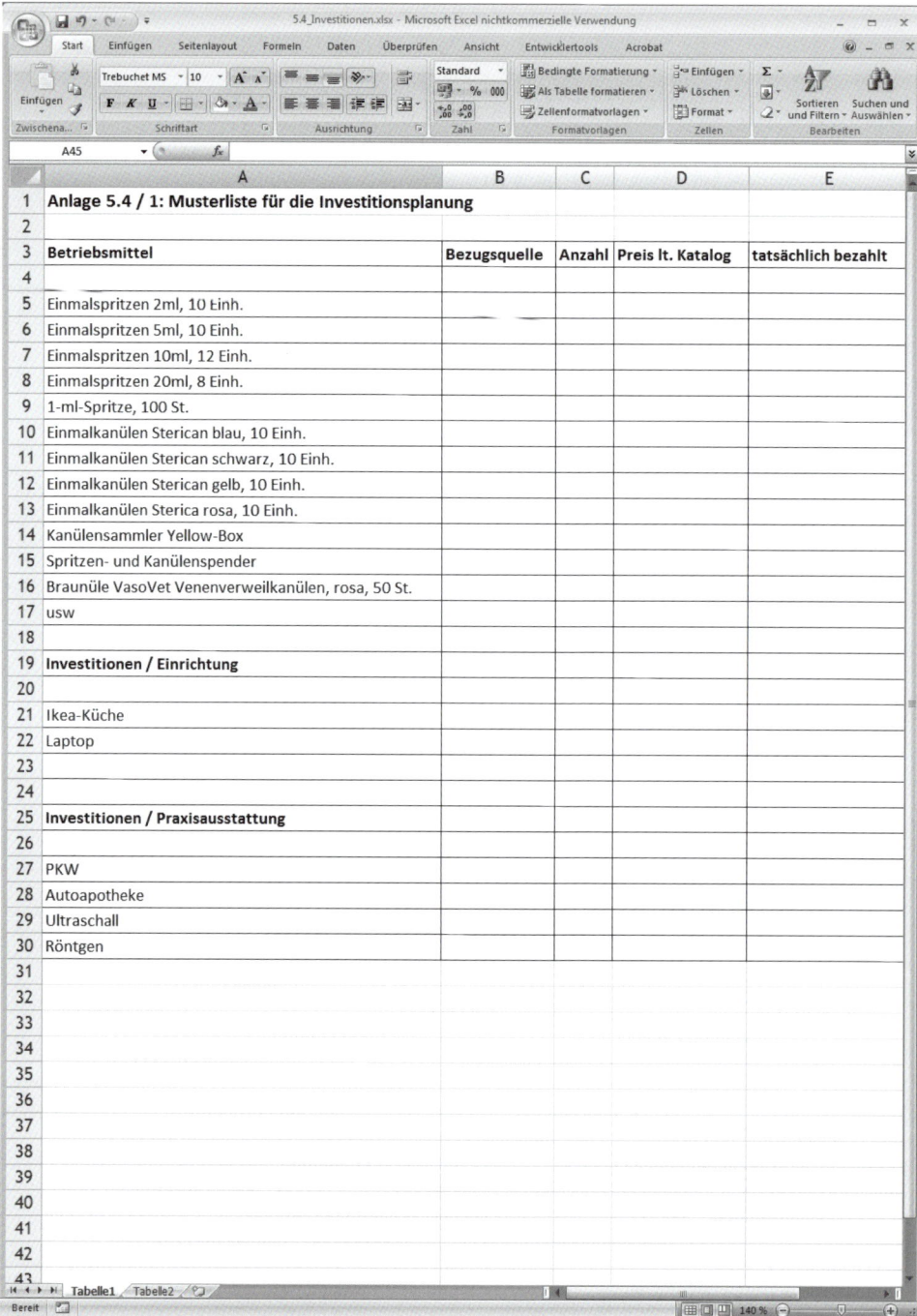

Anlage 5.4/2: Musterliste für die Investitionsplanung

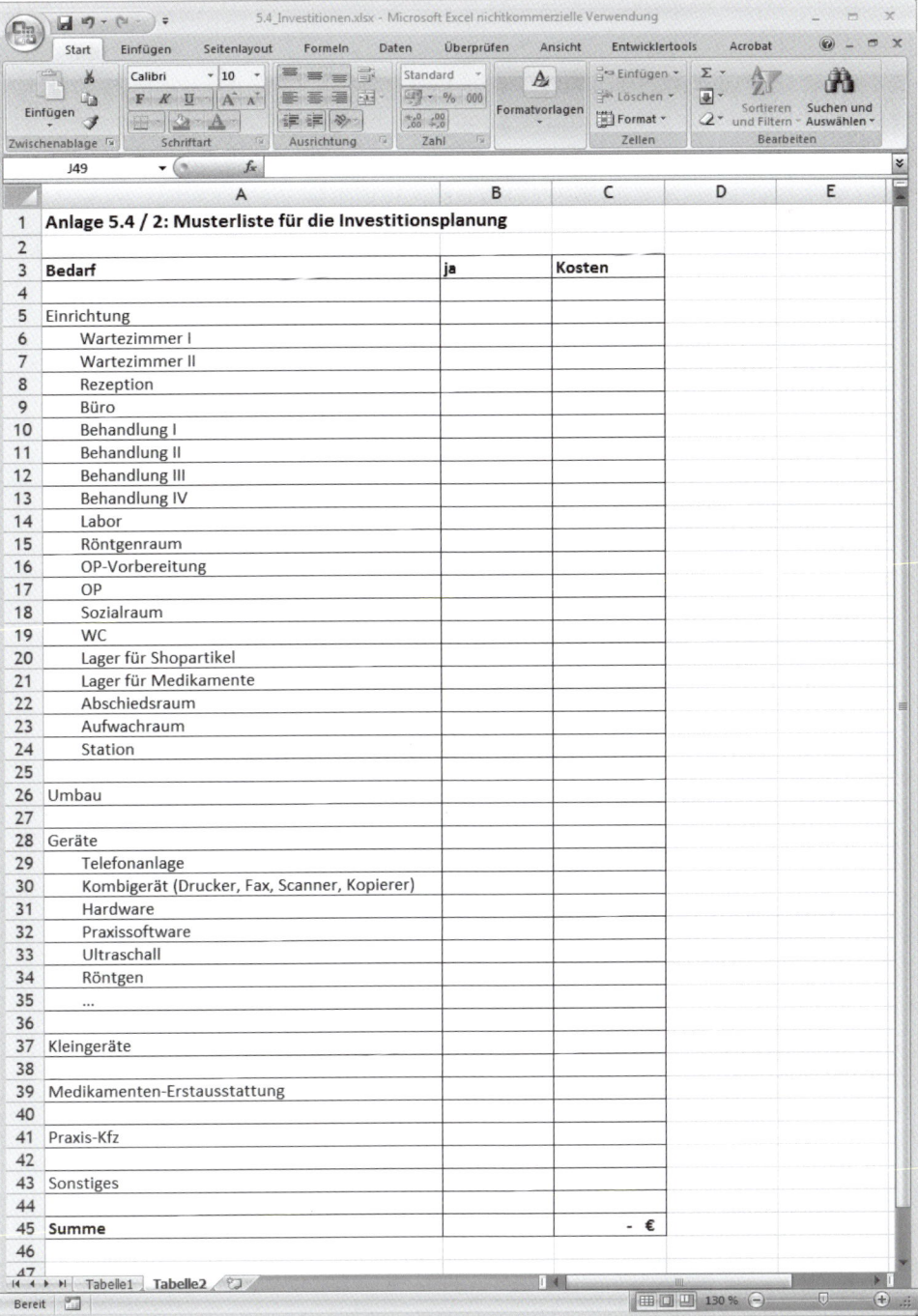

Anlage 5.5: Kalkulation von Behandlungseinnahmen (für den Businessplan)

	A	B
1	Anlage 5.5: Kalkulation von Behandlungseinnahmen (für den Businessplan)	
2		
3	**Kolik/Pferd**	**96,64 €**
4		
5	Allgemeine Untersuchung mit Beratung, Pferd	17,18 €
6	Rektale Untersuchung, Pferd	20,05 €
7	Nasenschlundsonde anwenden, Pferd	22,90 €
8	Intravenöse Injektion	6,88 €
9		
10	Entgelt angewandte Arzneimittel (Pferd ca. 600 kg)	
11	Metamizol 40 ml	3,17 €
12	Buscopan compositum 30 ml	8,06 €
13		
14	Entgeld für Verbrauchsmaterial	
15		
16	Wegegeld (z.B. 8 Doppel-Kilometer zu je 2,30)	18,40 €
17		
18		
19	**Schnittverletzung/Pferd**	**132,77 €**
20		
21	Allgemeine Untersuchung mit Beratung, Pferd	17,18 €
22	Sedation	6,88 €
23	Lokalanästhesie	6,88 €
24	Wundtoilette	11,46 €
25	Wundnaht einfach	11,46 €
26	Intravenöse Injektion	6,88 €
27	Intramuskuläre Injektion	5,15 €
28		
29	Entgelt für angewandte Arzneimittel	
30	Domosedan 0,8 ml	7,08 €
31	Alvegesic 0,8 ml	4,63 €
32	Phenylbutazon 15 ml	1,45 €
33	Veracin 30 ml	2,85 €
34		
35	Entgelt für abgegebene Arzneimittel	
36	Phenylbutazon-Gel	32,47 €
37		
38	Entgelt für Verbrauchsmaterial	
39	Wegegeld	18,40 €

Anlage 5.6: Checkliste für den Investitionsbedarf für Software

Anbieter	Kriterium	Entweder vorhanden oder lieferbar
	Einzelplatz	
	Weiterer Arbeitsplatz	
	DATEV-Schnittstelle	
	Schnittstelle für Factoring- oder Verrechnungsstellen	
	Kassenbuch integriert	
	Mobiles Gerät für externen Einsatz	
	Vernetzung mit Labor	
	Vernetzung mit Röntgen	
	Vernetzung mit weiterem Diagnosegerät	
	Erinnerungskarten (Impferinnerungen etc.)	
	Raumbelegungsplanung	
	Wartezimmerüberblick	
	Sind gewünschte Auswertungen zu bekommen	
	Reaktionszeit der Hotline	
	Kompetenz und Freundlichkeit der Hotline	
Summe Investitionsbedarf Software		

Anlage 5.7: Checkliste für den Investitionsbedarf Marketing

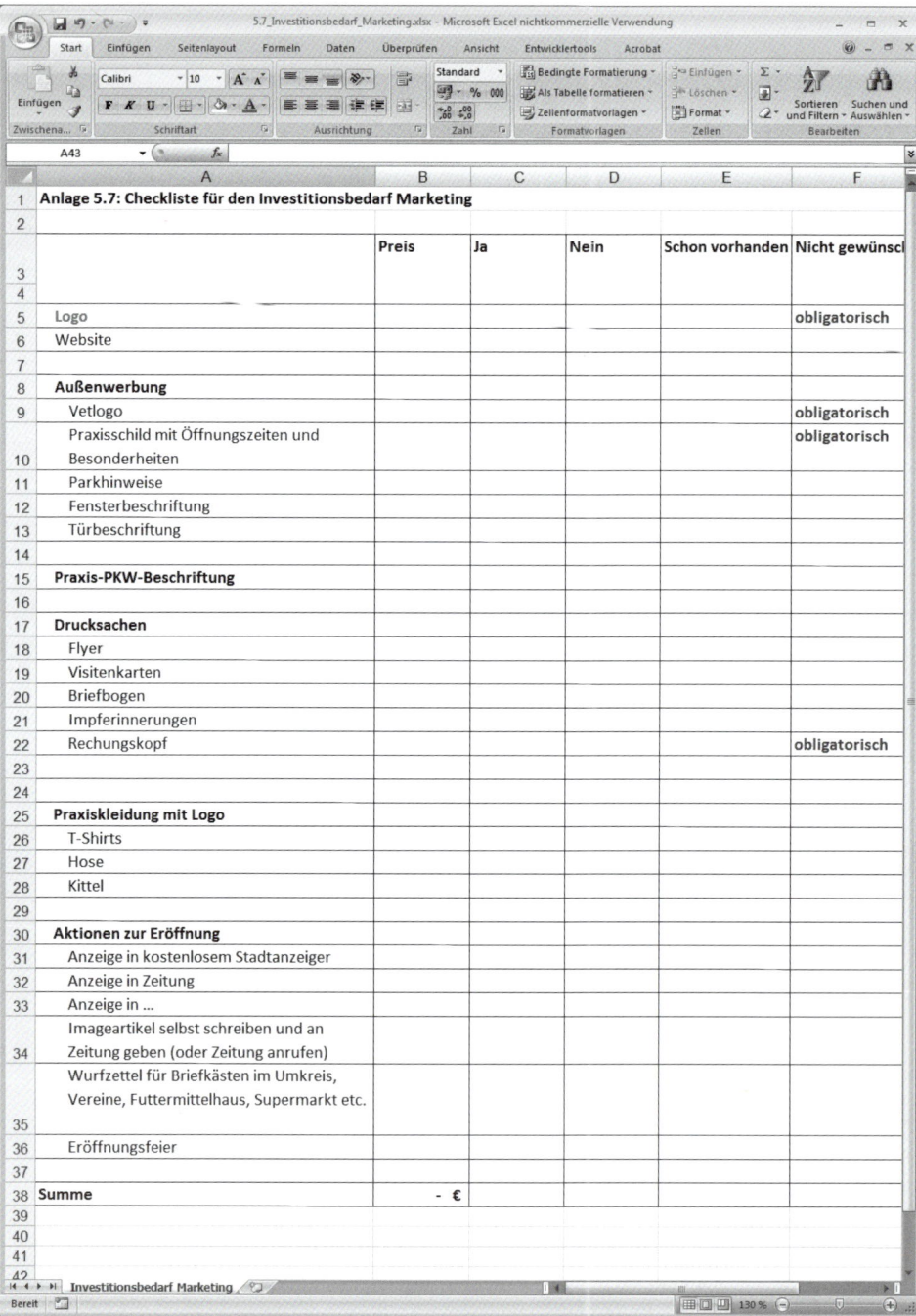

	Preis	Ja	Nein	Schon vorhanden	Nicht gewünscht
Logo					obligatorisch
Website					
Außenwerbung					
Vetlogo					obligatorisch
Praxisschild mit Öffnungszeiten und Besonderheiten					obligatorisch
Parkhinweise					
Fensterbeschriftung					
Türbeschriftung					
Praxis-PKW-Beschriftung					
Drucksachen					
Flyer					
Visitenkarten					
Briefbogen					
Impferinnerungen					
Rechungskopf					obligatorisch
Praxiskleidung mit Logo					
T-Shirts					
Hose					
Kittel					
Aktionen zur Eröffnung					
Anzeige in kostenlosem Stadtanzeiger					
Anzeige in Zeitung					
Anzeige in ...					
Imageartikel selbst schreiben und an Zeitung geben (oder Zeitung anrufen)					
Wurfzettel für Briefkästen im Umkreis, Vereine, Futtermittelhaus, Supermarkt etc.					
Eröffnungsfeier					
Summe	- €				

Anlage 5.8: Privatbedarfsplanung

Beschreibung	Kategorie	Veranschlagte Kosten	Istkosten
Bausparen	Ersparnisse	0 €	40 €
sonstige Sparraten	Ersparnisse	0 €	80 €
Lebensmittel	Essen	100 €	5.800 €
Restaurant	Essen	1.000 €	3.150 €
Benzin	Fahrzeugkosten	450 €	7.000 €
Bus-/Taxikosten	Fahrzeugkosten	100 €	600 €
Versicherung	Fahrzeugkosten	300 €	1.200 €
Spenden 1	Geschenke und Spenden	200 €	800 €
Spenden 2	Geschenke und Spenden	500 €	2.000 €
Pflege	Haustiere	0 €	160 €
Tierarzt/Medikamente	Haustiere	0 €	400 €
Tierhalterhaftpflicht	Haustiere	0 €	4.000 €
Tiernahrung	Haustiere	0 €	80 €
Arzt/Medikamente	Gesundheit	0 €	780 €
Schulbedarf	Kinder	0 €	80 €
Schulveranstaltungen	Kinder	0 €	120 €
Chemische Reinigung	Kleidung und Körperpflege	0 €	120 €
Kleidung	Kleidung und Körperpflege	150 €	560 €
Sportverein	Kleidung und Körperpflege	0 €	200 €
Kredit 1	Kredite	0 €	184 €
Kredit 2	Kredite	0 €	260 €
Einkommensteuer	Steuern	0 €	640 €
Versorgungswerk	Versicherung	1.000 €	1.847 €
Kino	Unterhaltung und Freizeit	50 €	112 €
Musik (CDs, Downloads usw.)	Unterhaltung und Freizeit	500 €	120 €
Sportveranstaltungen	Unterhaltung und Freizeit	0 €	160 €
Vereine	Unterhaltung und Freizeit	0 €	240 €
Berufsunfähigkeit	Versicherung	0 €	320 €
Hausrat	Versicherung	400 €	1.600 €
Krankenkasse	Versicherung	400 €	1.600 €
Lebensversicherung	Versicherung	0 €	360 €
Privathaftpflicht	Versicherung	0 €	400 €
Unfall	Versicherung	0 €	4 €
Miete oder Hypothekenkosten	Wohnen	700 €	2.800 €
Kabelanschluss/Satellit	Wohnen	100 €	400 €
Mietnebenkosten	Wohnen	0 €	0 €
Strom	Wohnen	45 €	160 €
Telefon/Internet	Wohnen	0 €	120 €
Kfz-Steuer	Fahrzeugkosten	0 €	200 €
Kfz-Versicherung	Fahrzeugkosten	0 €	600 €

Anlage 6.1: Musterformular für die Patienten-Neuanmeldung

Anmeldung für neuen Kunden der Tierarztpraxis _____

Logo mit Adresse

bitte in BLOCKSCHRIFT und vollständig ausfüllen!

Angaben zum Besitzer:

Name:	
Vorname:	
Straße, Hausnummer:	
PLZ, Ort:	
Telefon:	

Angaben zum Tier:

Name	
Tierart:	◯ Hund ◯ Katze ◯ Kaninchen ◯ Meerschweinchen ◯ Vogel ◯ Sonstiges:
Rasse:	
Geburtsdatum:	
Geschlecht:	◯ Männlich ◯ Männlich-kastriert ◯ Weiblich ◯ Weiblich-kastriert
Farbe:	
Gewicht:	
Besonderheiten:	

Ich wünsche eine schriftliche Impferinnerung: ja ◯   nein ◯

Mir ist bekannt, dass Behandlungen nur gegen Barzahlung bzw. gegen Zahlung mit EC-Karte erfolgen können.

(Formulierungsvorschlag, wenn auch mit Factoring (echt oder unecht) gearbeitet wird)

Meine Rechnungen bearbeitet die Name BfS, TV,..) Durch diese erhebliche Entlastung von Verwaltungsarbeiten bleibt mehr Ruhe und Zeit für das Tier. Mit Ihrer Unterschrift erteilen Sie Ihr Einverständnis, dass alle zur Rechnungserstellung notwendigen Daten an Name weitergeleitet und die Rechnungsbeträge zum Einzug abgetreten werden.

_____

Ort, Datum   Unterschrift

Anlage 10.1: Checkliste Versicherungen

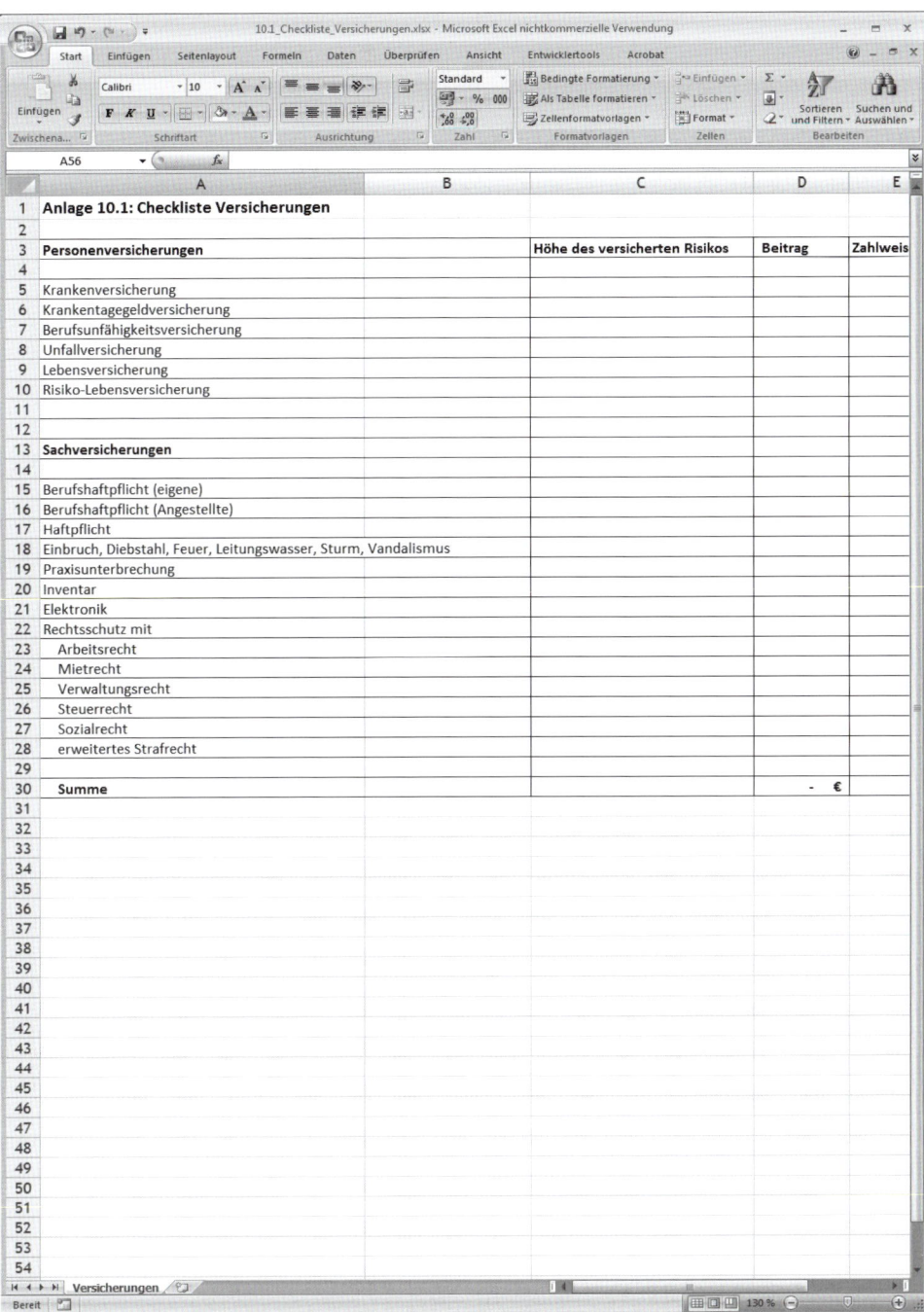

Anlage 11.1: Umsatzsteuererklärung vereinfacht

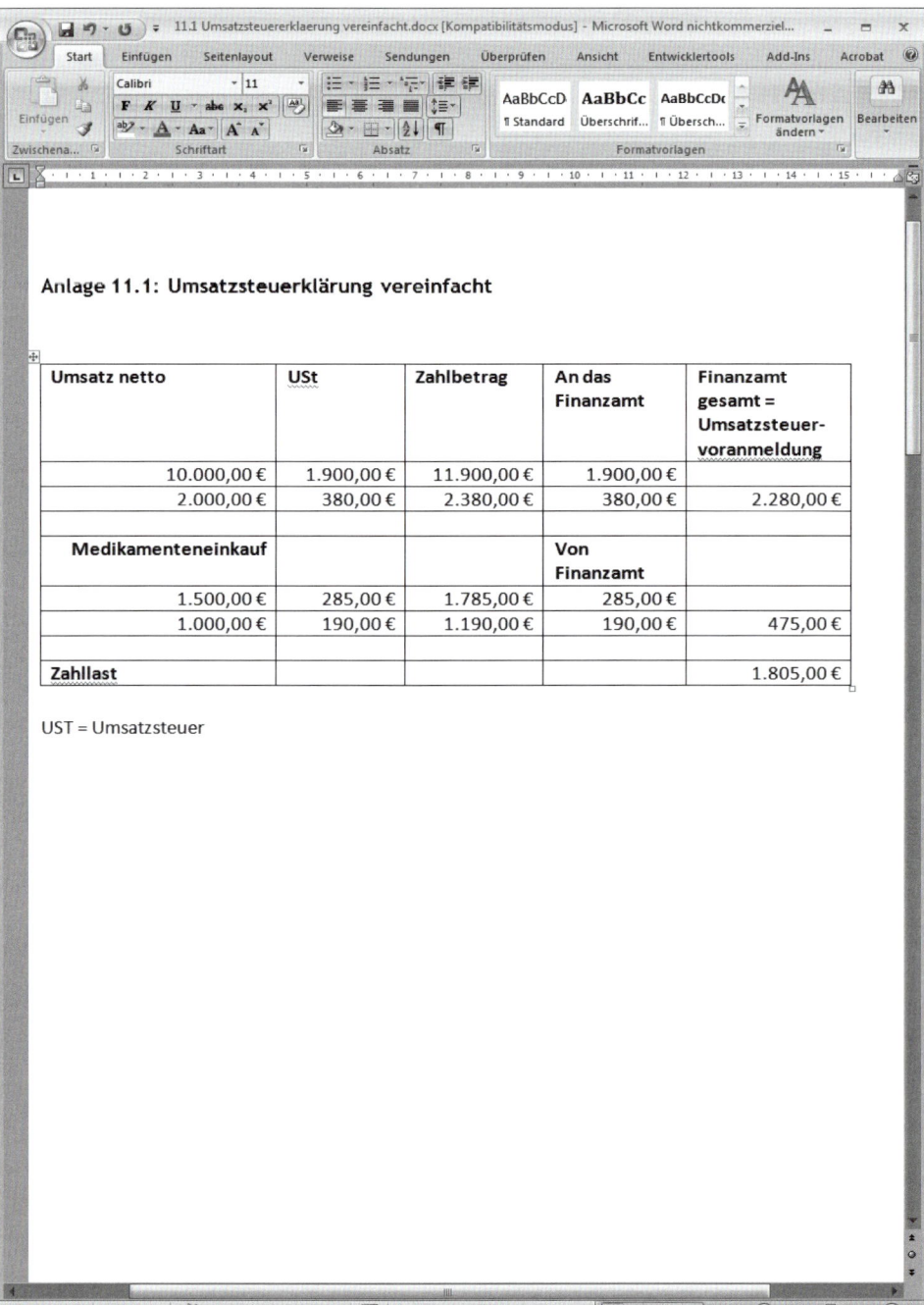

Anlage 11.2: Gehaltsabrechnung: wer bekommt was?

Anlage 11.2: Gehaltsberechnung: wer bekommt was?

Gehalt brutto 2.000,00 Euro Steuerklasse I/0	Arbeitnehmer	Arbeitgeber	An Finanzamt	An RV / Ve
Abzüglich LSt	220,66		220,66	
SolZ	12,13		12,13	
KiSt	17,65		17,65	
Arbeitnehmeranteile				
Rentenversicherung (RV) / Versorgungswerk	199,00			
Arbeitslosenversicherung (ALV)	30,00			
Krankenversicherung (KV)	164,00			
Pflegeversicherung (PV)	24,50			
Arbeitgeberanteile				
RV/Versorgungswerk		199,00		
Arbeitslosenversicherung		30,00		
Krankenversicherung		146,00		
Pflegeversicherung		19,50		
Nettolohn	1.332,06			
Belastung Arbeitgeber		2.394,50		
An Behörden			250,44	

Anlage 13.1: Wer macht was bis wann

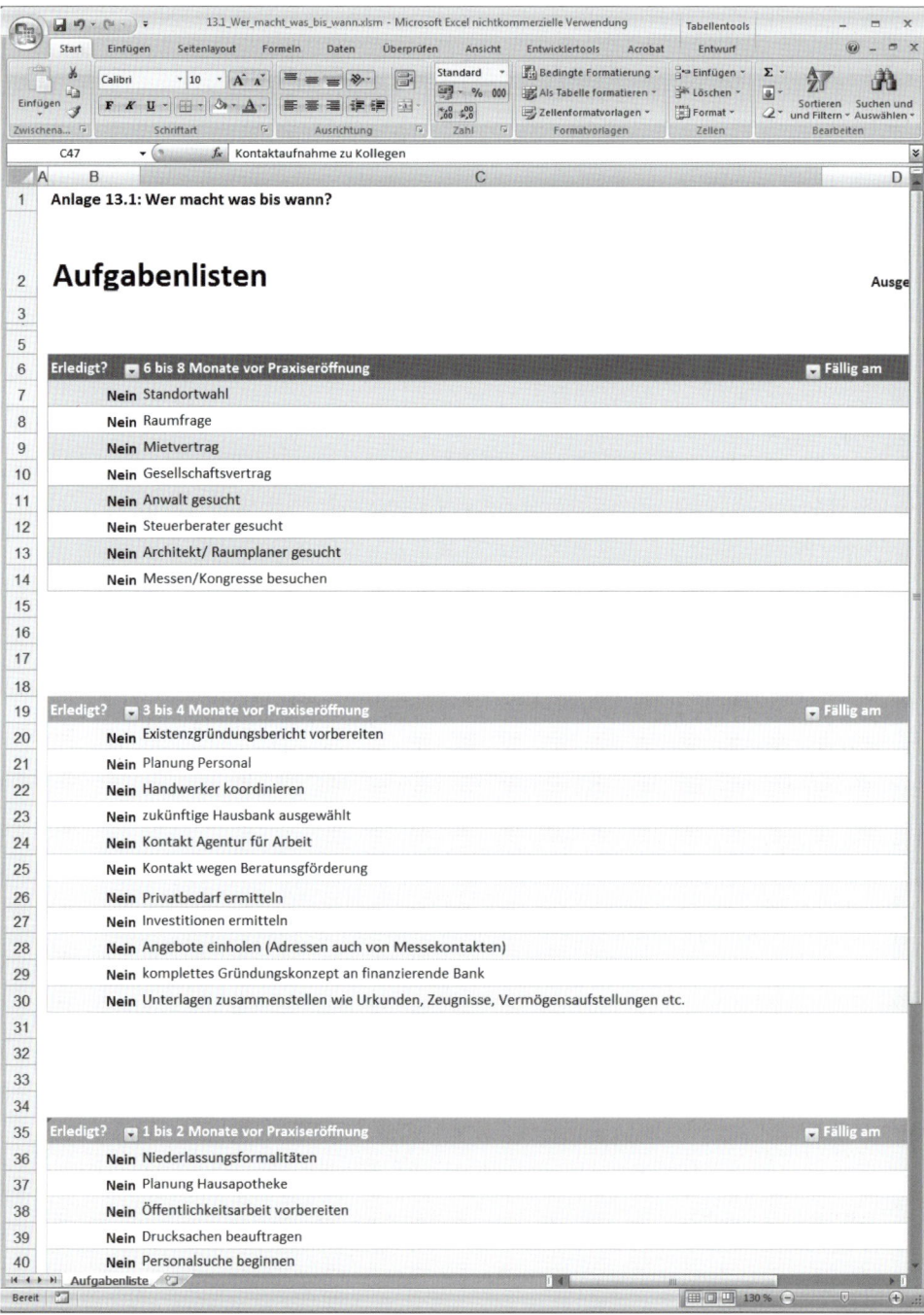

INDEX

Abfindungsansprüche 70
Abgaben *siehe* Steuern
Abgeld 10
Abschreibungen 51
Adenauerkreuz 9, 105
Agio 9
Aktionen, Werbe- 90
Aktivitätsorientiertes Marketing 85
Alleinvertretungsberechtigter 9
Altersversorgung 73
Angebotsspektrum *siehe* Dienstleistungsspektrum
Angebotsvergleich 94
Angehörige, nahe 70
Angestellte *siehe* Mitarbeiter
Anlagevermögen 9
Anmeldung, Patienten- 120
Annuitätendarlehen 54, 55
Ansprüche, von Tierhaltern 16
Anteilskauf (Gemeinschaftspraxis)
    Allgemeines 26, 61
    Besonderheiten 65–66
    Wert 61–62
Anwalt, Rechts- 22
Anzeigepflichten 72–73
Apothekenverkauf *siehe* Arzneimittelverkauf
Arbeitnehmer *siehe* Mitarbeiter
Arbeitsrecht 73
Arbeitsverträge 69–70
Arbeitszeit *siehe* Zeitaufwand
Arzneimittelunternehmen 95
Arzneimittelverkauf
    als Gewerbe 31
    Berechtigung für 28
    Bestellen mit Valuta 93
    Lieferantenkredite 58
    Meldung 73
    Pharmavertreter 95
    Rabatte 94
Aufgabenlisten 96, 124
Aufgeld 9
Ausgaben *siehe* Kosten

Außenwerbung 88–89
Ausstattung *siehe* Geräte und Ausstattung
Auto, Praxis- 90

Banken
    siehe auch Darlehen und Kredite
    Beratung durch 56
Basel II 60
Bauern *siehe* Landwirte
Behandlung
    Fehler bei 76
    Kalkulation 116
    Kleintiere 37
    Krankheitsfall nach 75
Behördengänge 72–73
Benchmark 9
Beraterteam 22–24, 96, 103
Beratung, durch Banken 56
Berufsausübungsgemeinschaft *siehe* Gemeinschaftspraxis
Berufsgenossenschaft für Gesundheitsdienst und Wohlfahrtspflege (BGW) 73, 76
Berufshaftpflichtversicherung 74, 76
Berufsrecht 73, 86
Berufsunfähigkeitsversicherung 76
Berufswidrige Werbung 86, 87
Beschäftigte *siehe* Mitarbeiter
Bestellungen 93
Bestimmungen *siehe* Gesetze und Vorschriften
Betäubungsmittelverkehr 73
Beteiligung *siehe* Anteilskauf
Betrieb *siehe* Praxis
Bewertung, Praxis- 61–64
Beziehungsorientiertes Marketing 85
BGW (Berufsgenossenschaft für Gesundheitsdienst und Wohlfahrtspflege) 73, 76
Bilanzierung 28
Branchen- und Marktsituation 15, 44, 107
Buchführungspflicht 9
Buchhaltung 80
    siehe auch Rechnungen

Bundestierärztekammer 15–16
Businessplan
    aussagekräftiger 43–44
    Gliederung 44–45
    mangelhafter 21
    Notwendigkeit 22, 43

Corporate Design 9
Corporate Identity 9

Damnum 9
Darlehen und Kredite
    Agio 9
    Disagio 10
    Kreditlinie 10
    Lieferantenkredite 57–58
    Rating 10, 60
    Schufa-Auskunft 92
    Varianten 53, 54–55
    Vergabe 43
Debitorenmanagement 9, 58–59
Diebstahl 77
Dienstleistungsanbieter 93
Dienstleistungsspektrum
    bei Übernahmen 36
    für Einzelpraxis 27–28
    für Gemeinschaftspraxis 29
    im Businessplan 44
    und Konkurrenzsituation 39
Differenzen (Streit) 67–68
Disagio 10
Drei-Jahres-Planung 44

Ebenerdige Lage 40
Eigenschaften, für Selbstständigkeit 18
Einbruch 77
Eindruck, der Mitarbeiter 85
Einkommensteuer 78–79
Einkommensteuergesetz 28
Einkünfte *siehe* Umsätze
Einnahmen-Überschussrechnung 28
Einzelpraxis
    siehe auch Übernahme
    Allgemeines 25
    Dienstleistungsspektrum 27–28
    Raumplanung 46–47

Umsätze und Gewinn 28, 80
    vs. Gemeinschaftspraxis 104
    Einzelunternehmer, Haftung als 28
Elektronische Anlagen *siehe* Geräte und Ausstattung
Endfälliges Darlehen 54
Erlöse *siehe* Umsätze
Eröffnungsfeier 89
Erreichbarkeit 22, 40
Erstausstattung, Arzneimittel- 93, 94, 95
Erwartungen, von Tierhaltern 16
Europäisches Recht 88
Existenzgründung *siehe* Selbstständigkeit
Experten 22–24, 96, 103

Fachtagungen 95
Factoring 59
Fähigkeiten *siehe* Kompetenzen
Fahrende Praxis *siehe* Mobile Kleintierpraxis; Pferdefahrpraxis
Fahrzeug, Praxis- 90
Fallen *siehe* Risiken
Fälligkeitsdarlehen 54
Familiäre Probleme 21
Fehler
    Behandlungs- 76
    Finanzierungs- 20
    Investitions- 83
    Vermeidung mit Beraterteam 22–24
Finanzamt
    siehe auch Steuern
    Meldung bei 73
Finanzierung
    siehe auch Darlehen und Kredite; Kauf; Leasing; Miete
    Allgemeines 53
    Debitorenmanagement 9, 58–59
    Mängel 20
    öffentliche Fördermittel 23, 55–56
    Planung 44
    Vorbehalt 11, 69
Finanzierungsleasing 10
Fixe Kosten 50
Flyer, Praxis- 89
Fördermittel, öffentliche 23, 55–56
Forderungsmanagement 9, 58–59

Franchisegebühren 30
Franchise-Systeme 30–31
Frauen 16
Freiberufler 10, 28, 68–69, 80
Freiberufliche Umsätze, vs. gewerbliche 10, 28, 80–81
Freiwillige Versicherungen 75–77, 121
Führungsorientiertes Marketing 85

GbR (Gesellschaft bürgerlichen Rechts) 31–32, 80
Gebühren
    Factoring 59
    Franchising 30
    GmbH-Gründung 32
Gegenseitige Vertretung 29, 32
Gehalt 33, 123
Geldfluss 28
Gemeinschaftspraxis
    siehe auch Anteilskauf
    Allgemeines 25, 29
    Dienstleistungsspektrum 29
    Gesellschaftsverträge 70–71
    Miete 66
    Rechnungen 29
    Rechtsformen 29, 31–32
    Umsätze 80–81
    vs. Einzelpraxis 104
Genehmigungspflichten 72, 73
Geräte und Ausstattung
    siehe auch Arzneimittelverkauf
    Diebstahl 77
    Lieferantenkredite 58
    Röntgenanlage 73
    Versicherung 77
Geschäftsidee 44
Geschäftsplan *siehe* Businessplan
Gesellschaft bürgerlichen Rechts (GbR) 31–32, 80
Gesellschaft mit beschränkter Haftung (GmbH) 32–33
Gesellschaftsformen *siehe* Rechtsformen
Gesellschaftsverträge 70–71
Gesetze und Vorschriften
    Anzeige- und Genehmigungspflichten 72–73
    bei Umnutzung 68–69

    bei Werbung 86–88
    Einkommensteuergesetz 28
    Heilmittelwerbegesetz 87
    Musterberufsordnung 74, 86
    Pflichtversicherungen 74–75
    unlauterer Wettbewerb 86–87
Gesetzliche Krankenversicherung 74–75
Gewerbegebiete 68–69
Gewerbesteuer 80–81
Gewerbetreibende 10, 28, 31, 33, 80
Gewerbliche Umsätze, vs. freiberufliche 10, 28, 80–81
Gewinn
    Allgemeines 28
    bei Übernahme oder Anteilskauf 62–63
    GbR 32
    GmbH 33
    Thesaurierung 11
    und Grundstückskauf 83
    und Vorauszahlungen 81–82
GmbH (Gesellschaft mit beschränkter Haftung) 32–33
Google Maps 39
Grundstückskauf 83
Gründung *siehe* Selbstständigkeit
Gruppenpraxis 25, 29, 32

Haftpflichtversicherung 76–77
Haftpflichtversicherung, Berufs- 74, 76
Haftung
    Einzelunternehmer 28
    Gemeinschaftspraxis 31–32
    GmbH 33
    Limited 34
    Unternehmergesellschaft 33
Hausapotheke *siehe* Arzneimittelverkauf
Haustier… *siehe* Kleintier…
Heilmittelwerbegesetz (HWG) 87
Heimtier… *siehe* Kleintier…
Helligkeit (Praxis) 41
Herkunftssicherungs- und Informationssystem für Tiere (HIT) 36
Höhere Gewalt 77
Homepage 22, 90, 95
Hunde 37
HWG (Heilmittelwerbegesetz) 87

Image 85, 92–93
Immobilie
  siehe auch Praxis
    Kauf vs. Miete 45–46
    Standort 40–41
    Wiederverwertbarkeit 46
Infektions- und Abfärbetheorie 10
Internet
    Bundestierärztekammer 15–16
    Google Maps 39
    Homepage 22, 90, 95
    Image im 91–93
    Konsumpotenzial-Daten 36
    Links 100
    Recherchieren 95
    Schufa-Auskunft 92
Inventar *siehe* Geräte und Ausstattung
Investitionen
    Fehler 83
    Marketing 118
    Planung 47–48, 114–115
    Software 117
Ist-Situation 15

Jahresabschluss 33, 34
Juristische Person 10

Kalkulation 49–50, 116
Kapitalerhöhende Beteiligung 65
Kauf
  siehe auch Anteilskauf (Gemeinschafts-
  praxis); Übernahme (Einzelpraxis)
    als Finanzierungsoption 56
    Grundstück 83
    nach Leasing 57
    vs. Miete (Immobilie) 45–46
Kaufmann 10
Kleintierhalter
    Erwartungen 16
    Konsumpotenzial 37
    Patientenpotenzial 37–38
Kleintierpraxis
    Investitionen 48
    mobile 42
    Raumplanung 46–47, 112
Kleinunternehmerregelung 79
Klinik, Tier- 24, 30, 42

Kommunikation, mit Tierhaltern 85, 90
Kompetenzen
    Qualifikationsmängel 21
    von Tierhaltern 16
Kongresse 95
Konkurrenz
    Analyse 107
    Recherchen über 15–16, 25, 38–40
    Wettbewerbsklausel 12
    Wettbewerbsrecht 86–87
Konsumpotenzial 36–37
Konto, Rücklage- 83
Kooperation 71, 95
  siehe auch Gemeinschaftspraxis; Gruppenpraxis
Körperschaftsteuer 79
Kosten
  siehe auch Gebühren
    Lebensunterhalt 62
    Praxisausgaben 50–51
    Privatbedarf 52
Krankentagegeldversicherung 75
Krankenversicherung 74–75
Kredite *siehe* Darlehen und Kredite
Kreditinstitute *siehe* Banken
Kreditlinie 10
Kunden *siehe* Tierhalter
Kurzfristige Lieferantenkredite 58

Landwirte
    Erwartungen 16
    Potenzialanalyse 41
Langfristige Lieferantenkredite 58
Laufender Betrieb 97
Leasing
    als Finanzierungsoption 10, 56–57
    Kauf nach 57
    Operating-Leasing 10
    Spezialleasing 11
    Vollamortisationsleasing 11
Lebensunterhalt 62
Lebensversicherung 76
Leistungen *siehe* Dienstleistungs…
Lieferanten 93
Lieferantenkredite 57–58

Limited 34
Links 100
Liquidität 83
Liquiditätsvorschau 10
Logo 88
Lohnsteuer 81

Mahnwesen 9, 58–59
Marketing
  siehe auch Werbung
    Allgemeines 84, 88
    Definition 84–85
    im Businessplan 44
    Investitionen 118
    Planung 52
Markt- und Branchensituation 15, 44, 107
MBO (Musterberufsordnung) 74, 86
Medikamente *siehe* Arzneimittel…
Meldepflichten 72–73
Miete
    als Finanzierungsoption 56
    Gemeinschaftspraxis 66
    vs. Kauf 45–46
Mietkauf 57
Mietverträge 68–69
Mini-GmbH 33
Mitarbeiter
    angestellte Tierärzte 76, 79
    Arbeitsverträge 69–70
    Einbeziehung in Entscheidungen 94
    Eindruck 85
    Lohnsteuer 81
    Meldung 73
    Personalplanung 44, 50
    Übernahme 64
Mitbewerber *siehe* Konkurrenz
Mobile Kleintierpraxis 42
Mobile Pferdepraxis *siehe* Pferdefahrpraxis
Musterberufsordnung (MBO) 74, 86
Musterverträge 67, 70

Nachzahlungen 81
Nahe Angehörige 70
Neuanmeldung, Patienten- 120

Neuanteil (Gemeinschaftspraxis) 65–66
Neugründung 25
Neutrale Verhandlungsführer 63
Niederlassungsmeldung 72, 73
Notwendiger Gewinn 62
Nutztierhalter *siehe* Landwirte
Nutztierpraxis
    Besonderheiten 41
    Investitionen 48
    Raumplanung 47

Objektiver Praxiswert 61–62, 63
Öffentliche Fördermittel 23, 55–56
Operating-Leasing 10

Parkplätze 40
Partnerschaftsgesellschaft 31–32
Patientenbesitzer *siehe* Tierhalter
Personal *siehe* Mitarbeiter
Personenversicherungen 75–76, 121
Persönliche Ziele 18–19, 101
Pferdefahrpraxis
    Besonderheiten 42
    Investitionen 48
    Raumplanung 47
Pferdehalter 16
Pferdepraxis
  siehe auch Pferdefahrpraxis
    Besonderheiten 42
    Investitionen 48
    Raumplanung 47, 113
Pflichten *siehe* Gesetze und Vorschriften
Pflichtversicherungen 74–75
Pharmaunternehmen 95
Planung
  siehe auch Businessplan
    Angebots- und Preisvergleich 94
    Finanzierung 44
    Immobilie 45–46
    Investitionen 47–48, 114–115
    Marketing 52
    Praxis 49–51
    Praxisräume 46–47, 95, 112–113
    Privatbedarf 52, 119
    Steuern 79
    Zeitplan 96, 124

Praxis
  siehe auch Einzelpraxis; Gemeinschaftspraxis; Geräte und Ausstattung; Gruppenpraxis; Immobilie; Kleintierpraxis; Nutztierpraxis; Pferdepraxis; Praxisräume
    Arten 16, 24–25, 41–42
    Einbruch 77
    Eröffnungsfeier 89
    Erreichbarkeit 22, 40
    Kosten 50–51
    laufender Betrieb 97
    Niederlassungsmeldung 72, 73
    Planung 49–51
    Umnutzung 68–69
Praxisfahrzeug 90
Praxisflyer 89
Praxiskauf *siehe* Übernahme (Einzelpraxis)
Praxisräume
    Miete 66
    Planung 46–47, 95, 112–113
    Übernahme 36
Praxisschilder 88–89
Praxissoftware 51, 117
Praxisübernahme *siehe* Übernahme (Einzelpraxis)
Preisgestaltung 85
Preisvergleich 94
Privatbedarfsplanung 52, 119
Private Krankenversicherung 74–75
Professionalität 22–23, 68

Qualifikationsmängel 21
Qualität, Berater- 23–24, 103

Rabatte 94
Rating 10, 60
Raub 77
Räume *siehe* Praxisräume
Recherchen
    im Internet 95
    nach Beratern 23
    über Konkurrenz 15–16, 25, 38–40
    über Konsumpotenzial 36
Rechnungen 11, 28, 29
Rechnungswesen *siehe* Buchhaltung
Rechtsanwalt 22

Rechtsformen
    GbR 31–32, 80
    Gemeinschaftspraxis 29, 31–32
    GmbH 32–33
    im Businessplan 44
    Limited 34
    Merkmale 106
    Unternehmergesellschaft 33
Rechtsschutz 75, 77
Rentabilität 82–83
Rentabiltätsvorschau 11
Risiken
    siehe auch Versicherungsrecht
    steuerliche 81–83
Risikolebensversicherung 76
Röntgenanlage 73
Rücklagenkonto 83
Rücktrittsmöglichkeit, vom Mietvertrag 69
Ruf 85, 92–93

Sachversicherungen 75, 76–77, 121
Schilder, Praxis- 88–89
Schufa-Auskunft 92
Schulden 11
Selbstständigkeit
    siehe auch Praxis
    Entscheidungen für oder gegen 17–20
    Gründungsarten 24–26
    Gründungsbericht 108–111
    Scheitern 20–22, 102
Service *siehe* Dienstleistungs…
Shop *siehe* Verkauf
SMART-Modell 19, 101
Software 51, 59, 117
Spezialleasing 11
Standesrecht 72
Standort
    Erreichbarkeit 22, 40
    Gewerbesteuer 80
    Immobilie 40–41
    Konkurrenz 16, 25, 38–40
    Konsumpotenzial 36–37
    Patientenpotenzial 37–38
    Praxisarten-Besonderheiten 41–42
    Wahl des 21, 35–36

Statistiken
    Kleintierhalter 38
    Tierärzteschaft 15–16
Steuerberater 22
Steuern
    siehe auch Finanzamt
    Allgemeines 78
    Einkommensteuer 78–79
    Gewerbesteuer 80–81
    Körperschaftsteuer 79
    Lohnsteuer 81
    Nachzahlungen 81
    Planung 79
    Risiken 81–83
    Umsatzsteuer 11, 79–80, 122
    und Darlehen 55
    und Gesellschaftsverträge 71
    und Grundstückskauf 83
    und Praxisübernahme 70
    Vorauszahlungen 79, 80, 81–82
    Vorsteuern 11, 79
Streitigkeiten 67–68
Studentinnen 16
Subjektiver Praxiswert 62, 63
Suche *siehe* Recherchen

Tagungen, Fach- 95
Technische Geräte *siehe* Geräte und Ausstattung
Thesaurierung 11
Tierärztekammern
    siehe auch Bundestierärztekammer
    Niederlassungsmeldung 72
Tierärzteschaft 15–16
Tierärztliche Klinik 24, 30, 42
Tierarztpraxis *siehe* Praxis
Tierbedarf 28, 31
Tierhalter
    siehe auch Kleintierhalter; Landwirte; Pferdehalter
    Aktionen für 90
    Erwartungen und Wissen 16
    Kommunikation mit 85, 90
    Konsumpotenzial 36
    Neuanmeldung (Muster) 120
    Patientenpotenzial 107
    Verhalten 22
    Zahlungsmoral 20
Tierklinik 24, 30, 42
Tilgungsaussetzung 55
Tilgungsdarlehen 54, 55
Trends 15–16

Übernahme (Einzelpraxis)
    Allgemeines 26, 61
    Beispiel 63
    Besonderheiten 64
    Dienstleistungsspektrum 36
    Räume 36
    Rechte und Pflichten 70
    Wert 61–64
Übernahme (Mitarbeiter) 64
Übernahme (Verträge) 64, 70
Überweisungspraxen 42
Umlaufvermögen 11
Umnutzung (Praxis) 68–69
Umsätze
    siehe auch Gewinn
    Ausfall 77
    freiberufliche vs. gewerbliche 10, 28, 80–81
    Planung 49–50
Umsatzsteuer 11, 79–80, 122
Unechtes Factoring 59
Unfallversicherung 76
Unlauterer Wettbewerb 86–87
Unternehmensberater 22
Unternehmergesellschaft 33

Valuta 11
Vandalismus 77
Verbindlichkeiten 11
Verhalten, von Tierhaltern 22
Verhandlungsführer, neutrale 63
Verkauf (Shop)
    siehe auch Arzneimittelverkauf
    Tierbedarf 28, 31
Verlorener Zuschuss 11
Verlorene Zuschüsse 56
Vermögen
    Anlage- 9
    Umlauf- 11

Verrechnung 59
Versicherungsrecht
    Allgemeines 74
    freiwillige Versicherungen 75–77, 121
    Pflichtversicherungen 74–75
Versorgungswerk 73
Verträge
    Allgemeines 67–68
    Arbeitsverträge 69–70
    Gesellschaftsverträge 70–71
    Mietverträge 68–69
    Musterverträge 67, 70
    Übernahme von 64, 70
    Vorbehalte 69, 71
    Wertsicherungsklausel 11
    Wettbewerbsklausel 12
Vertretung, gegenseitige 29, 32
Vertrieb *siehe* Verkauf (Shop)
Verwaltungsrecht 73
Viehhalter *siehe* Landwirte
Vollamortisationsleasing 11
Vorauszahlungen 79, 80, 81–82
Vorbehalte 11, 69, 71
Vorschriften *siehe* Gesetze und
  Vorschriften
Vorsteuern 11, 79

Webdesigner 22
Website 22, 90, 95

Weibliche Studenten 16
Weibliche Tierärzte 16
Werbung
    siehe auch Marketing
    Aktionen 90
    Allgemeines 91
    Außenwerbung 88–89
    Eröffnungsfeier 89
    Fahrzeug 90
    Flyer 89
    gesetzliche Rahmenbedingungen 86–88
    Homepage 22, 90, 95
    Logo 88
Wert, Praxis- 61–64
Wertsicherungsklausel 11
Wettbewerb *siehe* Konkurrenz
Wiederverwertbarkeit, der Immobilie 46
Wirtschaftsgut 12
Wissen, von Tierhaltern 16
Wohnung 45–46, 52

Zahlungsmoral, von Tierhaltern 20
Zeitaufwand
    Festlegung 19
    für Kleintierbehandlung 37
    in Umsatzplanung 49
Zeitplan 96, 124
Ziele, persönliche 18–19, 101
Zusammenarbeit *siehe* Kooperation

Jürgen Althaus
Hans-Peter Ries
Karl-Heinz Schnieder
Ralf Großbölting

Praxishandbuch Tierarztrecht

Praxisbibliothek
2006. 200 Seiten,
19,5 x 26,0 cm, Hardcover
ISBN 978-3-89993-020-7 (Print)
E-Book ISBN 978-3-8426-8013-5 (PDF)
€ 19,95

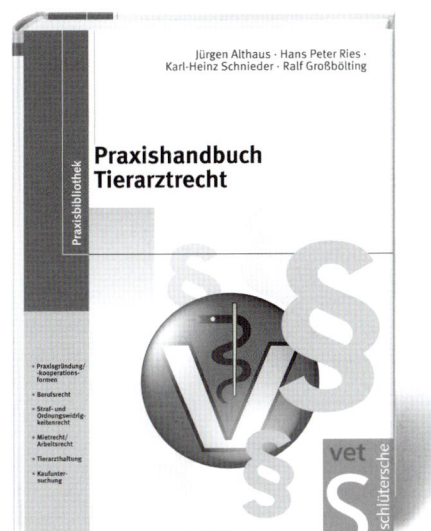

- Die wichtigsten Praxisfragen zum Tierarztrecht
- Sicherheit durch Kenntnis der Rechtslage
- Formulierungshilfen, Praxistipps und Fallbeispiele

Dieser Leitfaden erläutert alle Rechtsfragen, die in der tierärztlichen Praxis relevant sind. Er stellt das rechtliche Grundgerüst der tierärztlichen Tätigkeit dar und ermöglicht den »Durchblick« bei der komplizierten Materie des Tierarztrechtes.

»Alle wichtigen rechtlichen Hinweise und Erläuterungen für die tierärztliche Praxis auf 200 Seiten zusammenzufassen, ist ein Kunststück, das den Autoren nahezu vollständig gelungen ist. [...] Das Büchlein ist für den Praktiker, der seine rechtlichen Problembereiche überarbeiten will, unabdingbar und für sonstige Praktiker als Nachschlagewerk äußerst hilfreich. Es zeigt dem Anwender in fairer Weise die Grenzen auf, an denen der professionelle Rat von Rechtsanwälten oder Steuerberatern herangezogen werden sollte.« *Deutsches Tierärzteblatt*

Die Autoren
Die Rechtsanwälte Jürgen Althaus, Hans Peter Ries, Dr. Karl-Heinz Schnieder und Ralf Großbölting arbeiten in einer spezialisierten Kanzlei mit dem Schwerpunkt Medizinrecht in Münster, Berlin und Hamburg.

www.buecher.schluetersche.de
Stand September 2011.
Änderungen vorbehalten.

schlütersche

Nadja Sigrist
David Spreng (Hrsg.)

Erstversorgung von Traumapatienten

Vetpraxis Spezial
2011. 128 Seiten, 165 Abbildungen,
21,0 x 27,5 cm, Hardcover
ISBN 978-3-89993-077-1 (Print)
E-Book 978-3-8426-8326-6 (PDF)
€ 39,95

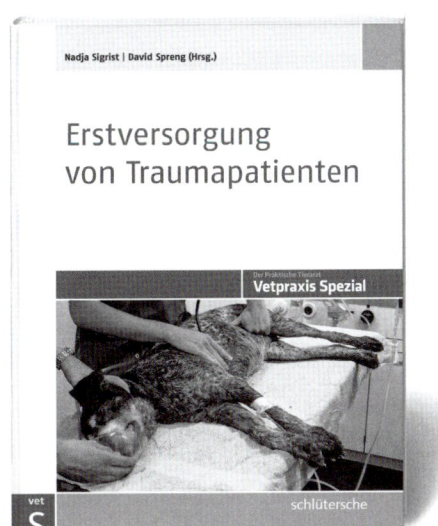

- Systematischer Leitfaden der Erstversorgung von Traumapatienten
- Praxisnah, problemorientiert und übersichtlich
- Viele Abbildungen, auch zur Schritt-für-Schritt-Darstellung verschiedener Notfallmaßnahmen
- Flowcharts zur schnellen Orientierung in Praxis und Notdienst
- Mit eigenem Kapitel zur Analgesie und Anästhesie
- Ein wertvolles Lern- und Nachschlagewerk, das besonders in der Praxis seine Stärke beweist

Die Herausgeber und Autoren

Dr. Nadja Sigrist und Prof. Dr. David Spreng sind die führenden Spezialisten der Notfall- und Intensivmedizin im deutschsprachigen Raum. Mit Mark Dickomeit, Franck Forterre und Isabelle Iff wird das Autorenteam durch Spezialisten der Veterinärchirurgie und -anästhesie verstärkt.

Lesen Sie bitte auch aus der Reihe »Vetpraxis Spezial«

Kostka I Bürkle, Basisversorgung von Vogelpatienten,
ISBN 978-3-89993-055-9, € 39,90
Mihaljević, Zahnradiologie bei Hund und Katze,
ISBN 978-3-89993-066-5, € 39,95
Keller, Zahnerkrankungen des Pferdes,
ISBN 978-3-89993-048-1, € 29,90

www.buecher.schluetersche.de
Stand September 2011.
Änderungen vorbehalten.

schlütersche